生きたい！
生かしたい！

臓器移植医療の真実

国際移植者組織
トリオ・ジャパン 編集

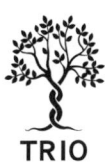

TRIO

はる書房

善意の臓器提供をしていただいたドナーと、ドナーの意思を尊重して
臓器提供に同意していただいたご家族に心から感謝申し上げます。

はじめに

現在、脳死体《のうしたい》からの臓器移植を欧米のような日常的な医療とする動きは、わが国ではすっかり停滞してしまったかのように見えます。

わが国は、諸外国の脳死移植《のうしいしょく》が目覚しい進歩を遂げ、日常医療として定着していく様子を横目に見ながら、長い間脳死を巡る論議を続けていましたが、欧米諸国に遅れること数十年、ようやく一九九七年一〇月に「臓器の移植に関する法律」（臓器移植法《ぞうきいしょくほう》）を成立させせました。

ところが、この臓器移植法は、「脳死は人の死」と認めない人たち、根深い医療不信を抱く人たち、すなわちまだ死んだとはいえない者から臓器を取り出すのではないかと疑う人たちなど、脳死移植に批判的な立場をとる人たちに配慮する余り、臓器提供にさまざまな制限を課したのです。そのため、提供者の善意を生かすのが難しい、脳死移植禁止法とも言われるような法律となってしまいました。

そのうえ、行政が脳死移植の啓発・啓蒙活動に積極的に取り組んでこなかったために、脳死移植に対する理解が社会に十分に広まらず、また、たびたび繰り返される医療事故による医療不信が脳死移植への不信感を増幅させたことなどから、臓器移植法が施行されて一〇年たった現在（二〇〇七年一〇月）、臓器提供は六二例を数えるに止まっているのです。

臓器提供数が年間八〇〇〇例余りにのぼり、それでも提供臓器の不足が言われているアメリカと比べて、平均して年間六例の提供にとどまるわが国との差は気の遠くなるほど大きいものがあります。

ちなみに、ヨーロッパにおいても、それぞれの国の人口に応じた臓器提供がアメリカと同じようにあります。

わが国においては、これまで海外と同様に移植医療が行われていたなら助かったであろう多くの命が失われてきました。

他方で、脳死移植の代替手段として、健康な人をドナー（臓器提供者）とする生体移《せいたいい》植《しょく》が定着しつつあることや、生体移植ができない心臓病の患者は海外での移植に頼るなど、わが国の移植医療は大きな問題をはらんでいます。

私の妻は、九五年八月一六日ドイツ・フンボルト大学ヴィルヒョークリニックにおいて、肝移植手術を受けました。移植手術を受ける前、妻はC型肝炎《かんえん》から肝硬変《かんこうへん》、肝がんとなった典型的な末期肝硬変の患者でした。それが肝移植によって、免疫抑制剤《めんえきよくせいざい》を服用し続ける以外は普通の人と何ら変わらない生活を送ることができるまでになったのです。

妻の復活は、単に妻の命が助かったというだけでなく、私と三人の子供が従来の生活を取り戻すことにもなったのです。肝移植は、家庭崩壊の危機をも救ったのです。

そのとき、私は、なぜ日本では妻を救うことができないのだろうかと考えました。そして現在も同じように考えずにはいられません。移植を受けられない日本人患者の多くが移植難民として渡航しています。

その理由の一つとして、臓器移植、とくに脳死移植についての理解が一般の人たちに浸透していないことが挙げられます。

本書は、臓器移植医療にこれまであまり関心のなかった人たちに、臓器移植医療について理解を深めていただくことを目的として作られました。

また本書では、多くの臓器移植に関する著作を引用・転載しています。

それらは、ドナーの家族（臓器提供者の家族）と移植患者およびその家族がそれぞれの体験を記述したものです。彼らの「生きたい！　生かしたい！」という必死の闘いを知っていただきたいと思います。そして、そのときに彼らが何を感じ、どう行動したかを知っていただきたいのです。

脳死移植について考えることは、つまるところ〝命〟について考えることです。

本書を読むことによって、一人ひとりが〝生きること〟、〝命〟の意味について考えるきっかけにしていただけるよう願っています。

二〇〇七年一〇月

編集代表　渡辺直道

目次◎生きたい！　生かしたい！

II 脳死移植医療の普及はなぜ必要なのか 057

I

臓器移植医療とは

1 臓器移植の種類

脳死下《のうしか》のドナー（臓器提供者）の臓器を移植することを脳死移植《のうしいしょく》といい、自発呼吸《じはつこきゅう》がなくなり、心拍《しんぱく》が停止し、瞳孔《どうこう》が散大《さんだい》（三兆候死《さんちょうこうし》）したドナーの臓器を移植することを心臓死移植《しんぞうしいしょく》といいます。

脳死移植と心臓死移植を比較すると、脳死移植のほうがよい成績をおさめています。臓器のうち腎臓、角膜《かくまく》等は心臓死においても移植が可能ですが、他の臓器は心拍が停止したあと急速に損傷が進むため、脳死移植でなければ臓器移植を行うことはできません。

臓器移植の種類

区分		移植をする主な臓器	備考
死体移植	脳死移植	心臓	複数の臓器移植を同時に行うことがある。
		肺	
		膵臓	
		肝臓	
		腎臓	
		小腸	
		その他（皮膚等の組織）	
	心臓死移植	腎臓	
		その他 （角膜、皮膚等の組織）	
生体移植		肺	
		肝臓	
		腎臓	
		小腸	

2 臓器移植医療の特色

臓器移植医療は、ドナーからの臓器提供によって成立します。医師と患者の間にドナーが存在することが、通常の医療と最も異なる点です。

(1) 脳死移植の臓器提供

脳死移植では、見知らぬ人の善意により「命の贈り物」が患者にプレゼントされます。

脳死移植のドナーとなることは無償の行為です。そして、個人の自由な意思でドナーとなることを決めます。重い病と闘っている患者を救うことになるという意味では、脳死移植のドナーとなることは、献血や骨髄《こつずい》バンクに登録する

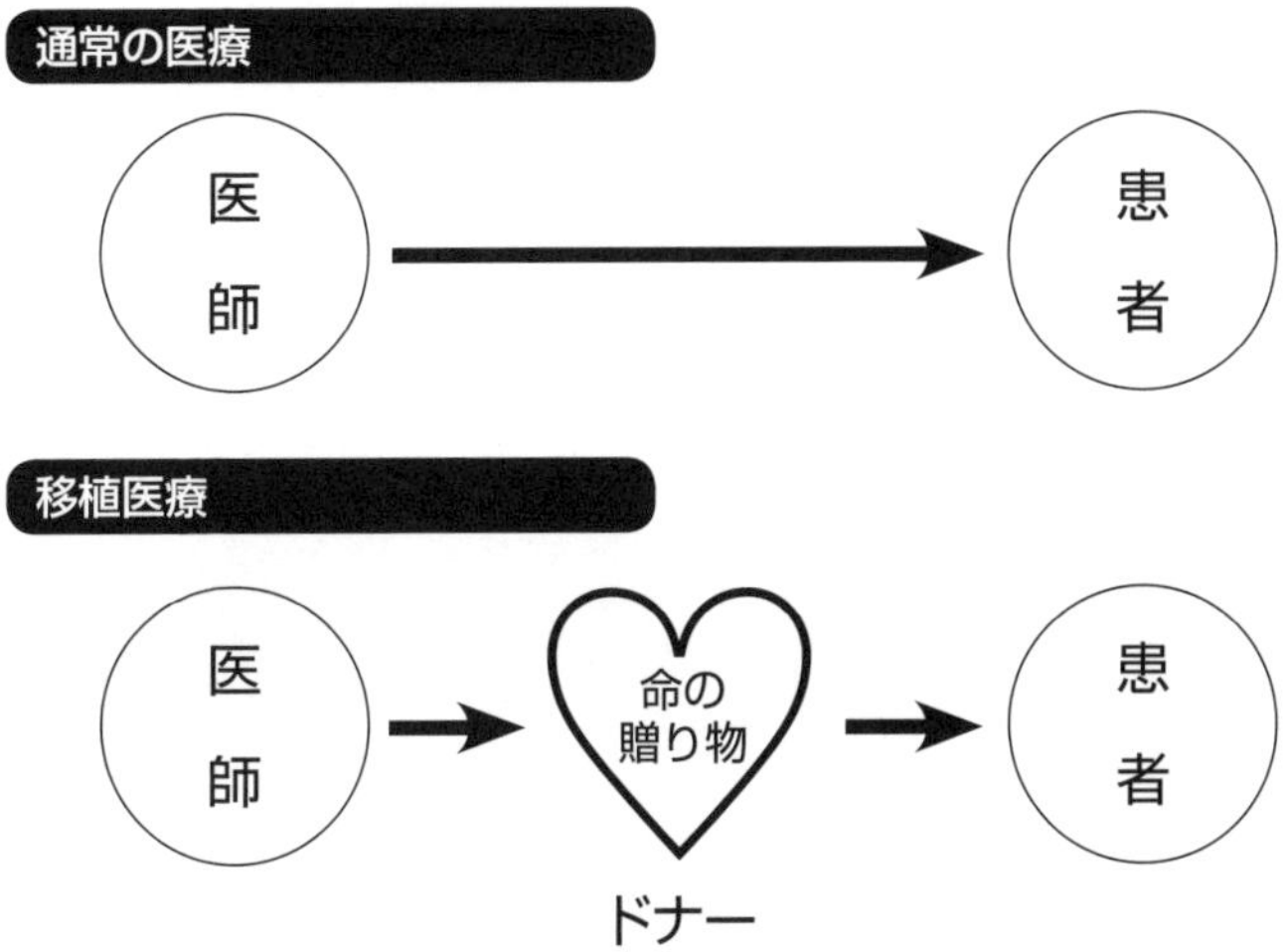

ことと同じです。

そして、このような行為の根底にあるのは他者にたいする〝優しさ〟と〝思いやり〟です。この気持ちがなくては脳死移植は成立しません。

すなわち、脳死移植は〝優しさ〟と〝思いやり〟の市民参加型の医療ということができます。

そのため、脳死移植の定着度合いが、その国が成熟した社会であるかどうかを測るバロメーターであるという人もいます。

それでは日本の社会の成熟度合いはどうでしょうか。

わが国では、脳死移植の普及が遅れているため、日本国内で移植の順番を待っていては助からないという現実があります。そして、やむに止まれない気持ちから〝生を求めて〟海外で移植を受けるため渡航する患者とその家族が後を絶ちません。

渡航移植を受けるためには莫大な費用がかかります。最近では一億円を超える費用がかかる場合も珍しくなくなりました。とても個人で工面できる費用ではありません。

そこで、渡航移植を受けようとする患者とその家族は、何としても患者を助けたいという熱い気持ちを持つ友人・知人の助けを借りて、日本の社会、言い換えれば日本人が持っている〝優しさ〟と〝思いやり〟に望みをかけ、記者会見等を通じ募金を呼びかけます。

これまで数多くのそのような募金が行われてきました。そして、ほとんどの募金が募金目標額を達成し、患者とその家族を海外に送り出し、患者の命を救ってきました。

このように、日本の社会には脳死移植の土台となる〝優しさ〟と〝思いやり〟は十分あるように思います。その意味では、日本の社会は成熟した社会の一面をもつと言えるのではないでしょうか。

ただ、〝優しさ〟と〝思いやり〟を生かす環境が整備されていないということではないでしょうか。臓器移植法の改正等々の環境を整備すれば、わが国における脳死での臓器提供は欧米と変わらなくなるのではないかと期待しています。脳死移植の未来は決して悲観したものではないと思えます。

(2) 家族の意思

脳死移植における臓器提供は、ドナー本人のみならず、遺《のこ》された家族の気持ちへの配慮が大切です。

移植先進国である欧米をみますと、臓器が提供されるには次のような方法が取られています。

① 亡くなった人の気持ちを忖度《そんたく》して遺された家族が申し出る

遺された家族が臓器提供をするか否かを決めます。

家族は亡くなった人の生前の気持ちを最もよく理解していると思われます。家族の気持ちを大切にすることが、亡くなった人の気持ちを尊重することにつながることが多いはずです。

また、亡くなった人が、はっきりとした提供の意思を持たない幼い子供の場合、子供の死によって大きな悲しみを受ける両親の気持ちを尊重しなければなりません。

② 亡くなった人が生前臓器提供を拒否していないかぎり、臓器提供を行う

亡くなった人が生前臓器提供を拒否する旨を明らかにしていた場合を除き、臓器提供に承諾しているものと見なされます。

これは、亡くなった人の臓器は公共のものであるとの考え方に立つものです。

愛する家族が亡くなったとき、最も悲しむのは遺された家族です。遺された家族の想いを大切にする①の考え方が今後わが国が目指す方向ではないでしょうか。

次に紹介するのは、事故で脳死となった息子さんの臓器提供に応じた家族が、臓器提供に至るまでにどんな葛藤があったかを描いています。

愛する人の死を前にしたとき誰もが混乱し、さまざまな想いに心は揺れます。そんな中で遺された家族は、臓器の提供を行うべきか否か決断を下すのです。

「誰かの役に立ちたい」という思いとともに
（山内喜美子著『海を渡るいのち』講談社刊から）

佐竹俊和さんは、オーストラリア留学中に事故に遭い亡くなります。両親の佐竹俊二さんと和子さん、妹の美和さんは現地に駆けつけましたが、意識は戻ることなく、到着から六日後（俊和さんの）脳死の宣告を受けました。

三人は、ホテルに帰って、じっくり時間をかけて話し合った。「冷静に」「とにかく冷静に」とお互いいい合いながら、話した。和子さんは病院では気が遠くなって、自分が何をしているのかさえわからないくらい混乱していたが、部屋に戻って少したつと、次第に元気だったころの俊和さんの様々が思い浮かんできた。

佐竹家の居間は、いつも話し声が絶えなかった。リビングとつづいたキッチンで、和子さんが夕食後のかたづけなどをしている間、俊和さんはよく妹の美和さんと議論していた。政治や哲学、社会問題について。どんな女性が理想かといったことまで、美和さんが高校生になったころから、彼はよく妹と語り合った。

テレビでアイバンクを扱ったドキュメンタリー番組を見ていたときは、二人とも感動して、番組が終わった後も、しばらくお互いの考えを話し合った。俊和さんは、脳死と臓器移植についても関連の本を読んだりしてよく知っていたから、臓器提供のことはしばしば話題にのぼっていた。

「もし、自分がそんな状態になったら、何の迷いもなく、僕は臓器を提供する。美和はどう思う?」

「うん、私も、それで助かる人がいるんだったら……」

「そう。じゃ、絶対にそうしような!」

俊和さんは折に触れ、ドネーション〔臓器提供〕の意思を美和さんに伝えていた。

何度も聞いていた兄のその言葉が、美和さんの耳にははっきりと残っていた。二人の会話がいつも自然に耳に入ってくる和子さんにしても、同じだった。だから、

「俊和が、もし、ここにいたら『誰かの役に立ちたい』っていうだろうなあ」

佐竹さんがそう口を開いたとき、和子さんにはもう心の準備ができていた。

「私は何度も聞いているんですよ。美和と二人で話していて、『それで助かる人がいるのなら、全部提供したい』っていってるのを」

「美和、そうなのか」

「うん。お兄さんは、『何の躊躇もなく、そうしたい』っていってた」

佐竹さん自身は、直接、俊和さんの口から提供の意思について聞いたことはなかった。が、彼がどんな人生観、理想を描いていたかということは、それとなく伝わってきた。

「日頃の行動とか考え方とかを見ていると、どうも私の会社の影響を受けていたみたいなんですよねえ。私の勤めている会社はK（大手メーカー）なんですが、愛と正義の人道主義とか、社会への奉仕だとかを経営方針の大きな柱としていて、歴代のトップが、人命を最高に尊重して、奉仕の心を信念とするというようなメッセージを折

に触れて社内報に発表したり、ヒューマンな活動をしてきているんですね。私は特に俊和にそういったことを話したつもりはないし、読めとか一言もいったことはないんだけども、本になったものとかを俊和はよく見ていたんです。会社だから実際にはドロドロした面もあるわけですが、俊和は、人間性とかソフトの部分に触れて、理想に近い考え方をしていたんですね。だから、俊和がもしここにいたらきっと役に立ちたいというだろうと、私も自然に思えたんです」

三人の思いに、臓器提供を断る理由はなかった。これは三人のうちの誰かの意見ではなく、生前、俊和さん自身が選んだ方法なのだから、とすんなり出された結論だった。

＊〔　〕は引用者註

遺された家族が臓器提供に同意する背景には、臓器提供に同意したことによって、ドナーの生前の意思を尊重することのほかに、「愛する人がレシピエント（移植を受けた人）の中で生き続けている（生き続けてほしい）」とした思いがあるといいます。

命にとって大切なこと…（野村祐之著『輝いてもっと輝いて』テクノコミュニケーションズ刊より）

野村さんは、教会伝道師として、さらには大学の講師として忙しい日々を過ごしていた最中《さなか》、B型肝炎《かんえん》を発症し肝硬変《かんこうへん》となりました。一九九〇年一月肝移植のために渡米、その八週間後アメリカのテキサス州ダラスにあるベイラー大学メディカルセンターで肝移植を受けました。また、野村さんは、渡米直前に、以前から交際していたカレンさんと結婚しています。

帰国後、社会復帰を果たし、移植を受けていなければ恵まれなかったであろうお嬢さんも誕生しました。

仕事のかたわら、トリオ・ジャパンの副会長として臓器移植医療の普及のために講演活動などを精力的に行っていましたが、B型肝炎の再発により肝硬変・肝がんとなりました。二〇〇四年六月、ベイラー大学メディカルセンターで二度目の肝移植を受けました。

以下に紹介するのは、野村さんの妻・カレンさんの弟クリスちゃんの話です。臓器提供に対する家族の想いを知ることができます。

妻のカレンには十歳年下の弟クリスがいました。脳水腫《のうすいしゅ》のため重度の発達障害をもって生まれ、家族のみんなが毎日声をかけ、栄養剤を胃袋に流し込み、あれこれと身の回りの世話をしましたが、うつろな瞳はいつも天井を見据えたまま。二年半の短い生涯の間、たった一度の随意運動もしなかったそうです。はたして家族を認識しえたかどうかもわからないといいます。

「クリスはわたしたちと一緒に家で生活していたけれど、微動だにすることなく、ただひたすらそこに居続けたの」と、カレンはこの弟のことを回想します。

「彼の存在はわたしたちだけじゃなく、まわりの人たちにおおきな問いを投げかけたわ。『人間らしい生き方』というとき、人びとが思い描くことの何ひとつ彼はなし得なかった。しかし、クリスはわたしたちと共にいるだけで、そう、生きているだけで、かけ替えなく尊かった。

彼は教えてくれたの。人生にとって最もすばらしいこと――それはその人がどんな人か、その人に何ができるかではなく、その人がその人としてそこにいる、ってことだということを。

命があるっていうことは、もうそれだけで十分すぎるくらいにすばらしいことなの。

そして命って、どんな命でも、奥底でなにか深い深いとっても本質的なものにつながっているのよ、きっと。なんていったらいいのかしら。それはきっと神様の恵みそのものなのよ。

だから、命にとって大切なのは能力でも、仕事でも、性格でも、まして名声や地位や富でもないし、崇高な思想や信仰でもない。優しい心や善意や隣人愛ですらないの。もちろんこれらのことも、それぞれに大切ではあるけれど……。いちばん大切なのは、生きている、命がそこにある、ってこと。

でもこれ、あまりに当たり前すぎて、多くの人が気づかないのよ。クリスはそれを身をもって教えてくれたわ」

そのクリスが亡くなったのは一九六五年。アメリカでも臓器移植が一般的になるずっと前のことです。でも両親は子供達と相談し、クリスの角膜を当時すでに行われていた移植のために提供することにしました。カレンはそのときのことをつぎのように回想しています。

「クリスのあの澄んだ青い瞳と、いつも一点を見つめるような眼差しをいまでもはっきり覚えているわ。

そう、あの子は生きているあいだずっと、わたしたちが誰もみることのできない神さまを一日中仰ぎ見て暮らしていたのよ。そしてわたしたちが愛してやまないクリスがこの世の生を終えたとき、あの美しい青い瞳はもはや彼には必要ではなかったのね。だって彼はいまそのすばらしい神さまのみもとにいるんですもの。

そしてうれしいことに、彼の瞳がこの世の誰かに、いや、もしかすると誰かふたりに、視力を得る機会を与えたのよ。クリスのあの美しい瞳が今日も誰かの心に幸せの光を届かせているのかもしれない、と思うと、いまでもわたしはあのころと同じ安らぎと慰めに満たされるの」

移植先進国の欧米では、愛する家族との別れの場面にあって、遺された家族が亡くなった人の気持ちを臓器提供というかたちで示すのはごく自然に見られる光景です。大切なことは、遺された家族が臓器提供を行おうとするとき、国の制度などが縛りとなってその機会を奪うようなことがあってはならないということではないでしょうか。

（3）選択の医療

臓器移植医療は『選択の医療』といわれています。

すべての医療はインフォームド・コンセント（説明を受けたうえでの同意）が医療の基本原則です。たとえば、がん治療の場合、手術を行うか、抗がん剤や放射線治療《ほうしゃせんちりょう》にするか、あるいはどの抗がん剤を使用するかなどの治療方針を医師が説明し、患者がそれに同意します。すなわち、最終的には患者が同意という形で治療法を選択するという意味で、〝選択の医療〟であるわけです。

臓器移植医療も、インフォームド・コンセントを基本とした医療であることに変わりはありませんが、他の医療とは比較にならないほどその「選択」は重く厳しいものがあります。

患者は医師から「臓器移植を選択する以外助かる途《みち》はありません」と宣告されたとき、対処療法《たいしょりょうほう》で迫り来る死をできるだけ遅くするか、生を求めて臓器移植に賭けるかの岐路に立たされます。

病状、年齢等患者のおかれている状況によっては、移植を選択したほうがよいとは一概に言えない場合もあります。また、「生きたい」と強く願う一方、果たして「（私は）他の人から臓器をいただいてまで生きるに値するのだろうか」とも「（私は）自分が生きるために他の人の死を待っているのではないか」とも自問自答し、深く思い悩むのです。

さらには、（腎臓や肝臓、肺など）生体移植《せいたいいしょく》ゆえの問題や、海外での移植の困難さが患者の選択をいっそう困難なものとしているという事情があります。

臓器移植を選択する過程で、患者はこれらの問題に正面から向き合わなければなりません。

しかし一方で、患者にとって生死を分ける重大な局面にあって、医師が臓器移植という選択肢を普通に提示できないことが、わが国の移植医療の現状をよく物語っています。

わが国では、多くの医師は臓器移植が日常的な医療として定着していないので、臓器移植という選択肢をなかなか患者に提示しようとはしません。実際に臓器移植を受けられる可能性は低いのに、余計な期待を持たせるのは患者を迷わせるだけと考えているからです。

しかしながら、患者と家族にとっては、生死を分ける選択だからこそ自ら決断したい、医師にはそのサポートをお願いしたいとも考えるのです。たとえそれが医師から見て可能性の低い、困難な選択であったとしてもです。

臓器移植を選択した場合、患者とその家族の、「生を求めて」突き進むエネルギーが必要となります。患者の「生きたい」、そして家族の「生かしたい」といった懸命な気持ちがなければ、臓器移植は選択できません。

また、そのような「生きたい」「生かしたい」という必死な姿勢は、医師と患者および家族の関係にも大きな変化をもたらします。それまで医師に多くを任せていた患者が、積極的に、主体的に治療に取り組むようになり、患者と家族の必死な気持ちは医師にも伝わって、両者の関わりはやがて信頼という絆によって強く結ばれるからです。

移植は愛の行為だから
（トリオ・ジャパン編集『医師との対話』「2．医療への信頼がもたらしたもの」はる書房刊より）

五十嵐崇史《たかし》くんは、生後すぐに胆道閉鎖症《たんどうへいさしょう》と診断され、胆汁《たんじゅう》を腸に流すための手術を受けました。ところが、小学校への入学を境にたびたび下血《げけつ》をするようになり、以来入退院を繰り返すようになります。ついには肝性脳症《かんせいのうしょう》をおこすなどいよいよ病状が重くなるなかで、ご両親は国内での肝移植か海外での移植か悩みます。国内では脳死の論議がまだ行われている最中で、当然ながら脳死での移植は望めませんし、生体部分肝移植《せいたいぶぶんかんいしょく》は症例の少なさと、何より崇史くんが拒絶したことから行えませんでした。

危機的な状況のなか、一九九三年四月二六日崇史くんはフランスに渡たり、その翌月の五月三日に最初の移植を行ったものの、移植した肝臓が機能しないために同月六日に二度目の移植を受けました。

いったんは歩行訓練を開始するなど順調な回復ぶりを見せていた崇史くんですが、突然のアクシデントをきっかけに肺高血圧症《はいこうけつあつしょう》を発症、九四年五月二七日に亡くなりました。享年一一歳でした。

崇史くんの主治医だった東北大学病院小児外科・林富医師との対談の中で、母親の直子さんは、生体部分肝移植か海外での脳死移植か判断に迷いつつ、後者を選択するまでの胸中を吐露しています。

移植しか崇史くんを救うことはできないと考えていた直子さんでしたが、その移植時期をめぐっては主治医と違った見解を言う医師もあり、父親の徹さんとともに悩みを深めてもいたのです。

実際、当時の移植基準のひとつだったビリルビン値（皮膚・粘膜が黄色くなる黄疸《おうだん》の有無を調べる数値）を見るかぎり、崇史くんは一〇以下（通常一・〇前後）とまだ移植の適応ではありませんでした。

私たち自身いよいよ判断に苦しむ一方で、次第に、移植を必要とする時期が近づいていることを理解できるようになりました。生体部分肝移植の可能性も考えに入れないわけにいきませんでした。新庄病院で行った検査では、主人の方の適合性が高かったそうです。

しかし、生体部分肝移植に対しては、あくまで万一の場合の備えというのが私たちの考えでした。基本的には国内での脳死からの移植を望んでおりました。移植が再開されるその時まで待てないだろうか。祈るような思いで見守っていく毎日でした。私たちの願いはかなえられませんでした。二人で肝臓の検査を受けた2ヵ月後のことです、崇史が突然の下血で倒れたのは。友達と遊んでいる最中の出来事でした。吉村先生が心配していた酸素分圧《さんそぶんあつ》〔動脈を流れる血液の酸素濃度〕が40以下という、まさに恐れていた事態になったのです。

海外に救いを求める。それは、周囲が絶望視する中で悩みぬいた末の決断だったと言っていいでしょう。日本では考えられない手術でも、脳死からの移植を数多く経験しているところでは、崇史のような子を救って下さる先生がいるにちがいない。そんな思いで自らを奮い立たせました。誰が見ても難しい状況であることはわかっていました。しかし、何もせず、ただ死を受け入れるだけという状況に、とても私たちの方が耐えられなかった……。生きる希望を最後まで崇史に与えたかったのだと思います。

最初、崇史は海外で移植することを望んでいませんでした。子どもなりに、いろんな不安があったからでしょう。私たちは、それまでやってきたとおり、すべてを隠さずに話しました。海外で移植を受けるためには大変な勇気がいること、それだけの危険が海外行きにも、手術にも伴うこと、そして大事な臓器を提供してくれるドナーの分も生きる強い意志を持たなければならない、と。

「二人分の人生を生きること」、そのことの意味を崇史なりに必死に考えていたようです。しばらくしてから、自ら海外での移植を希望するようになりました。不思議なことに、半年以上続いていた出血が止まっていました。生きることへの、崇史の懸命な思いが伝わってきました。

実は一時期、ひどく苦しむ様子を見るに見かねて、生体部分肝移植を勧めたことがありました。この時は崇史が最後まで頑として私たちの説得に応じませんでした。健康であることがどれだけ尊いものであるのか、身をもって知っていた崇史にとって、健康な体にメスを入れる行為自体がすでに考えられないことだったのでしょう。崇史には、自分の病気というものをよく理解したうえで、自分の治療について判断が出来るような姿勢を常に求めてきていました。親といえども、崇史の了解なしに踏み切ることはできなかったのです。

＊〔　〕は引用者註

海外での移植を決断したものの、崇史くんの病状がよくないため、受け入れてくれる移植施設はなかなか決まりません。最初オーストラリア・ブリスベーンを打診しましたが、酸素分圧が低すぎること、消化管からの出血があること、門脈《もんみゃく》が詰まっていて手術ができないことを理由に断られました。その後、オーストラリアのアデレードにも打診しましたが、結果は同じでした。

そうこうしているうちに、今度はフランスの話が持ち上がります。先方からのはっきりした受諾の返事がないままに、崇史くんと直子さんは九三年四月二六日フランスに渡航することになるのです。そこには、ウッサン教授との運命的な出会いが待っていました。

海外への道が閉ざされようとした時です。3月の末、トリオ・ジャパンより今度は、フランス行きの話がもたらされました。オーストラリアの時と同様、東北大の第二外科の先生の協力を得ながら準備を進めますが、先方からははっきりした受け入れる旨の返事を得られぬままに、4月、フランス行きを決意します。「とにかく（来るだけ）来てみなさい」との、それだけの言葉を頼りにフランスに渡りました。4月26日のことです。

フランス行きに際しては、それまでお世話になった、先生方はもちろん、たくさんの様々な人たちからの温かい応援を得ました。フランスで移植を受けるための費用のほとんどを「募金」という形で提供していただけたのも、私たちにとってはとても幸運でした。生涯忘れることの出来ない思い出であり、感謝の気持ちでいっぱいです。

フランス到着後、そのまま訪ねたサンタントワーヌ病院ではアヌーン教授が待っていらっしゃいました。触診をし、崇史の血液型を聞くと、アヌーン教授はすぐにでも移植が始まるだろうと告げました。翌日、小児の手術も行っていたコッシャン病院へ転院。そこでのウッサン教授とのやりとりを私は今でも鮮明に覚えています。

ウッサン教授はまず、なぜフランスに来たのかを尋ねました。私たちは、日本では自分たちが望む脳死からの移植が不可能なこと、オーストラリアで断られた経緯などを話したうえで、何より崇史が生きたいと強く願っている、移植を受ける強い意志を持っていることを説明しました。

ウッサン教授は、たぶん日本で下された診断内容は正しいだろうし、移植の適用としてはかなり厳しいと認めた後で、「唯一、いま自分にわかることは移植をしなければ崇史は助からないということであり、そのために全力を尽くさなければならないということである。日本から送ってもらった資料を信じないわけではないが、もう一度、自分が納得出来るまで検査をやってみたい。少しでも可能性があると私が判断したら、移植を行う」と言って下さったのです。

オーストラリアで断られた理由の一つだった、酸素分圧や肺内シャントの問題は、それほど深刻な問題ではない、そうした例を経験済みであるとのことでした。そして最後に、ウッサン教授は「移植は愛の行為だから」と付け加えられました。言葉では言い表せられないほどの感動に捉われました。

後日、私たちはその言葉どおりのウッサン教授の姿を目にするのです。日本では詰まっていると見なされていた門脈が実際には詰まっておらず、肝機能が悪いための逆流が原因で血管造影《けっかんぞうえい》できなかったことが突き止められたのです。体位を何度も変え、何回となく撮影を技師に命ずるウッサン教授の真剣な様子がそこにありました。そうして、ついに移植のGOサインが出されると、3日後には、待機リストの上位に登録された崇史に最初のチャンスが巡ってきました。

＊

1993年6月、2度にわたる移植手術と、腹膜炎《ふくまくえん》の危機を克服した崇史は、一気に回復に向かっていきます。すべては医療スタッフの素晴らしいチームワークと献身的な対応のおかげでした。ウッサン教授はまた、あらゆる検査データを私に知らせ、絶えず治療の方針について私の意見を求めてくれました。医師たちの話し合いの場に参加することさえ認めてくれたのです。

やがて崇史は食欲が戻ると、リハビリとしての歩行訓練を始めました。崇史の表情は、生きることの喜びで輝いていました。

「世界中探しても、こんな素晴らしい宝物はどこにもない。ぼく、絶対この宝物を大切にして、ぼくに肝臓をくれた人と、二人分生きるんだ。神様、ウッサン教授、ぼくを応援してくれたみんなにありがとうって言うんだ」

口癖のように、そんな感謝の言葉をよく口にしていたのを思い出します。また、日本にいる自分と同じ病気の子どもたちのことをとても心配していました。どのようにすればそうした子どもたちを助けられるのか、真剣に繰り返し尋ねてくるのです。

ところが、1年後の1994年5月27日に突然のアクシデントが起きました。ウッサン教授たちの必死の治療も虚しく、結局、肺高血圧症と、心臓肥大による心不全を併発して崇史は亡くなってしまったのです。回復に向けて、何とか懸命の努力を続けていた最中の出来事でした。

崇史の最後の願い、「学校に自分の足で歩いていって、ぼくを応援してくれたみんなにありがとうって言うんだ」という望みはついにかなえられませんでした。二人分の人生を生きることも出来なかった。でも、わずかな時間ではありましたが、生きるということの喜びを全身で実感できた瞬間が崇史にはたしかにありました。その時の崇史はフランスで移植を受けたことについて心から感謝していました。崇史の死は私たち家族にって、あまりにも悲しい出来事でしたが、最後まで自分の夢や希望をあきらめなかった崇史の一生を誇りに思っていますし、自分たちが求めていた医療を、いわば最高の医療を受けられたことに私たち家族全員が感謝しています。

崇史にはいくつもの夢がありました。漫画家になりたい、アニメの声優になりたいなどと言ってはいましたけれども、お医者さんにも憧れていたようです。身近にいた二人の先生、東北大の林先生や新庄病院の吉村先生の影響が特に大きかったのでしょう。お二人とも、幼いころからずっと崇史を見守り続け、支えて下さった先生です。私たち親以上に、慕っているようなところさえありました。ですから帰国後、二人の先生に会えるのを楽しみに、リハビリに励んでいたのです。

フランスを去るにあたり、挨拶に伺うと、ウッサン教授はおっしゃいました。「医師は誰でも自分の国の子どもを助けたいと思うものだ。その思いが及ばない、日本の子どもは寂しいものですね」と。瞬間、自分と同じ境遇の子どもたちのことを案じていた崇史の姿が浮かんできました。たぶん、その時からでしょう。私自身が大きな宿題を崇史から託されたような気がしたのは。

今こうして崇史の一生を振り返りながら、崇史の代わりに一体、何が自分に出来るのか考えずにはいられません。「移植は愛の行為」、その言葉の意味を私はこれからどのように多くの人たちに伝えていけばいいのでしょうか。

国内での生体部分肝移植を選ばず、海外での脳死移植を選択するに至った経緯が、直子さんと東北大学病院の主治医である林先生との対談の中で次第に明らかにされます。

林　肝移植について、五十嵐さんに話をしたのは92年。91年にはまだはっきり話はしていません。ところが92年に生体部分肝移植を含め話をした時には、すでに難しい状態だった。つまり私たちの側に肝移植に対する知識が入ってきて、いろんなデータが明らかになりはじめた時点で崇史君の肝移植について考えた。それにしても、いきなり肝移植の成功率が50％以下というのでは、判断が付く付かないといった問題以前に、ショックの方がかなり大きかったんじゃないか。

以前からずっと肝移植について説明をしていればもっと話は違っていたでしょうね。崇史くんの場合は年代の関係で、肝移植について真剣に考えた時には手術が非常に難しかった。一旦新庄に戻られて、どうしたらいいのかずいぶん悩まれたと思うんです。生体部分肝移植については、ご主人との間で意見が違ったように記憶していますが。

直子　私は最初から生体部分肝移植をするしかないと思っていましたが、主人は少し違っていたようです。理由は、生体部分肝移植は脳死肝移植に比べ技術的にも難しいし、再移植が必要になったときはそれも困難だというのがまずあったようです。それに、生体部分肝移植は医師が家族に勧めるのではなくて、家族の方から医師の側に強く希望しないと実現しない状態でしたので、崇史のその時の状態を考えると、移植手術を考える場合には生体肝移植よりは脳死肝移植の方が成功率が高いんじゃないかと考えていたようです。

また、ドナーの安全性がはっきりしないことも問題にしていましたね。そのことを先生に尋ねても、どの程度のリスクがあるのかはっきりしないだけでなく、外国ではそのためにほとんど行われていないと聞いていたからだと思います。私たちの家庭はサラリーマンの核家族なので、両親のどちらかに不都合が起こることは、移植後も様々なフォローが必要と思われる崇史は当然ながら、残された他の家族にとっても、いろんな意味で不安が残ると懸念していたのでしょう。

他には、親子間の臓器提供が美談扱いされて、それぞれの家族の状況を抜きにしてそうした行為がさも当たり前のように見なされがちな風潮が嫌だとも言っていましたね。だからこそ、国内での、しかも脳死からの移植医療の実現を希望したんだと思います。

崇史について言えば、生体部分肝移植は本人がすごく拒否していたんです。「生体肝移植ってどんなの？」って聞かれたときに、教えないわけにいかないですよね。で、ちょっと説明すると、それでもうダメ。絶対に耳を貸そうとはしませんでした。成功率うんぬんよりも、自分の中で納得が行かない部分があったのではないかと思います。そうなると先生方の説得も効果はなかった。ただあの当時、可能性としては生体部分肝移植しか残されていないんですよね、私の気持ちのうえでは。

じゃあ、なぜ脳死からの移植を受ける気になったのか。最初はやっぱりあまり乗り気ではなかったです。「林先生は一緒に付いてきてくれるの？　じゃ、吉村先生は？」って、なかなか決心がつかなかったみたい。本人にしてみたら誰も知っている先生がいないところに行って大丈夫なのか、とても不安だったんでしょう。第一、言葉が通じないとも言っていました。変わってきたのは、その頃ちょうど東北大の病院で一番仲良くしていた子がブリスベーンに行っていたんです。その子から手紙をもらって、「崇史くんも移植を受けて元気になって」ってね。

それである日、「亡くなった人の肝臓って動いていないよね」って言い出したんです。しばらくしてまた、「その人はどうして僕にあげる気持ちになる?」って聞くので、「やっぱり生きて欲しいと思っている人にしかくれないんだよ……自分が生きられなかった分、生きたいと思っている人にしかあげられないんだ」ってなにげなく答えました。私の説明は間違っているかもしれません。世間的に言えばそんな生やさしいものでないと言う人もいるかもしれませんけれど、私は崇史にそういう説明をしたんです。そうしたら、崇史の方で「じゃ、僕がその人の分、二人分生きればいいってこと?」って聞き返してきたんです。散々病気で苦しんだ末のことでしたから、一人分の人生を生きることも大変だっていう思いがあったと思います。何かブツブツつぶやいていましたよ。それがそのうち、二人分生きるってことは2倍楽しめるということに変わっていった。あの子らしい考え方でした。それから、「移植受けて頑張ろう」が始まったのです。不思議なことにずっと続いていた下血が止まり、少しずついい方向に向かっていった。

先生、覚えていらっしゃるかどうか。92年の暮れに3000ccの下血を起こして新庄病院に入院している最中、先生がお見舞いにいらして下さいました。もうひどい状態になっていましたでしょ。浮腫と腹水がひどくて、目も開かないような状態でしたよね。意識もはっきりしていなくて、それでも先生がいらっしゃるって聞いたときには嬉しそうにしていました。先生が帰った後しばらくゆっくり休むと、「やっぱり僕生きたい」ってね、つぶやいた。自分の限界を悟ったのでしょうか……。というのは、崇史は倒れるまでは移植を受けなくてもまだ頑張れるものと信じていたようでしたから。運よく助かって、目が覚めたとき、生きてて良かったといった思いが言わせた言葉だと思いました。

対談は、医師と患者・家族の関係のあり方についても及びます。医師と患者・家族の立場の違いを認めあったうえで、相互の信頼関係をベースにして、いわばイコール・パートナーとして、それぞれが病を治すために精一杯できることを行う……。

新庄病院と東北大学病院で治療しているとき、すでに崇史くんと直子さんはそのような関係を医師との間で築いていたのですが、その大切さはフランスでも実証されました。

林　今こうしてお話を伺っていてあらためて思うのは、私たち医者がどれほど崇史くんの気持ち、お父さんやお母さんの気持ちになって考えて上げられたのか……。家族の方にとってはそれこそ一生のうちの一大事であり、だから一生懸命なわけですね。ところが、医者にとってはあくまで日常にしかすぎない。そこに大きな違いがどうしてもやはりあると思います。きっと歯痒い思いをいっぱいされているでしょうね。

反省することばかりですよ。崇史くんが元気に帰ってきてくれたなら気持ちとしては楽だったでしょう。だけど移植は成功したのに結局は帰って来られなかった。そうすると主治医としては辛いことばかり、後悔することばかりが思い浮かぶ。

本音を言えば、医者はそれほどいつも自信にあふれているばかりではありません。どんなに自分で完璧な治療を行ったつもりでも、結果がそれに伴うとはかぎらない。また、そうした不安や心配そうにしている自分を、患者さんや家族の方たちの前では出せない。心の内で自分自身の不安と闘いながら、悟られないようにしながら、他方でいかに安心してもらえるように配慮するかですよね。

直子　先生に対して失礼なことを承知で言えば、私自身の中には先生方と一緒に病気と闘っているという気持ちがいつもどこかであったのです。時々かなりきついことを平気で先生方に言えたのは、同じ闘いを行っている者同士としての、そうした信頼があったからだと思います。

でも、きっと先生方もそう望んでいらっしゃるところもあるのではないかという気が私はしていました。医療って……なんと表現したらいいのでしょうか、お医者さんだけが一生懸命頑張ってもダメですし、患者の側が要求ばかりをしても結局は満たされない。そうではなくて、ある時には互いの立場を超えて気持ちが一つになる……様々な感情を許しあえるような関係にならないと本当の力は発揮されないし、虚しいような気がします。

林　私自身は医者だからといって上にみられるのは好きではありませんし、同じレベルで話をしてもらうことに関して嫌だという気持ちは全くありません。むしろ、腹を割って話してもらったうえで、医療というものを行っていきたい。また、お医者さまとして上に見られているかぎりは、なかなか思ったような治療が出来ないことの方が多いのではないでしょうか。

それは子どもの患者に対しても同じですね。子どもをあくまで子どもとして扱うのでなくて、やっぱり大人と同じように説明して理解してもらうというのがとても大事。では、そのためにはどうしたらいいか。やっぱり年は離れているけれど、友達になってしまうんですよね。単なる医者とか、患者という立場を超えてね。そして一緒になって崇史くんに何が必要か、何がまた出来るのかを考えていく姿勢ですかね。言うほど簡単ではないのですが。

うまくいかない時ももちろんあります。こちらの治療方針に対してなかなか納得が得られなかったり、いろんな誤解がもとでトラブルになったりとか。そうした場合にはどういったところに問題があったのか、お互いの意見をぶつけ合うしか解決の糸口はないでしょうね。やはり医療の基本にあるのは「信頼」なわけです。それが損なわれている状態では本当の医療は出来ません。

実際、いろんなタイプの患者さんがいらっしゃいます。それこそ一人ひとり全部違うわけで、そのために大変な面もありますが、どんな場合にも私たち医療に携わる者としては受け入れていくだけですね。

直子　私の方で、先生や看護婦さんたちが付けられている病院の記録とは別に、崇史の経過をノートに付けていたのを先生ご存じですね。その時々の治療の内容や症状だけでなく、今日はどんなものを食べたかといった、ちょっとした日常的な様子を出来るかぎりメモしていました。というのは、一つにはやはり崇史の経過を私なりにきちんと把握しておきたいという気持ちと、もう一つは主人に見せる意味があったんです。日常的に私が目にしていることでも、主人にとっては知らないことの方が多かったですから。崇史の生活について夫婦で話し合うときの材料にしたかったのです。

いつごろでしょうか。先生が私と一緒にノートを見ながら話をして行かれるようになったのは。今日は何かありますかっていう、もうほんと自然な感じですね。私としては、全くそうしたことを予期していなかったし期待もしていなかったものですから、汚い字で書いてあるのを見られるのが最初のうちはとても恥ずかしかった。正直、患者の家族としてどう受けとっていいのか、戸惑う気持ちもありました。

実は、フランスでもウッサン教授をはじめスタッフ全員が同じように対応して下さいました。私がメモを取っていることが伝わると、「お母さん、そのメモを見て話しなさい」とまずどんな先生からも言われるようになった。で、そのうち今度は、「あなたの観察した結果を話しなさい」と、自分の意見を述べるよう求められるまでになったんです。それで医師たちと自由にディスカッションができました。
私としては日本でやっていたことをそのまま実践していたに過ぎないけれど、やっぱりその時は患者として受け入れられたというか、信頼が一層強まった気はどこかしました。

林　あれは私たちにとってもとても役に立つのです。ですから、そうしたものがある場合には、むしろコピーを取らせていただいて参考にするぐらいです。看護婦の側から上がってくる記録はありますが、それもやはり何時間に一回というものでしかないし、なかなかお母さん方のように細かいところまでは目配りできませんので。

直子　ウッサン教授にしても、どんなに忙しくても毎日様子を見に来て下さいました。何時の間にか部屋に入ってきて、後ろで私たちの会話を聞いている、そうしたことがよくありました。崇史と目で合図を交わして私には声をかけずに出て行くこともあったようです。後でそれを聞いて恥ずかしくってね。私はもう新庄弁丸出しで話していますから。
崇史は、ウッサン教授のことを林先生や吉村先生と同じくらい好きだったようです。先生たちの影響がとてもあの子の中では大きかったのではないでしょうか。医師という職業をとても尊敬していましたし。崇史にとってはお医者さんというのはヒーローだったと思います。今でも幼稚園のころのテープが残っていますが、あの子の夢はお医者さんになること。それはずっと変わらなかったし、ウッサン教授を知って堅く決心したみたいでした。また、ウッサン教授をそれだけ信じられたのは、林先生や吉村先生のおかげなんです。お医者さんというのはこういう人だというのがあったからこそ、フランスへ行けたし、フランスの先生方やスタッフともいい関係を作れたと私は考えています。

やはり子どもですからすごく単純なところがあるんです。でも、単純なだけに、一旦心を許すともう100%信頼しきるところがありました。もちろん、そのためには崇史なりに条件があって、それについてはなかなか妥協しない面もありました。たとえ、どんな些細なことであっても、自分との約束を守ってくれるというのが何より崇史にとって大事だった。反対にそれが守られないと、その先生が親から見てどんなに優しいいい先生であっても受け入れなかったんです。先生もよくご存じの点滴なんかそのいい例ですけれど、それはもう徹底していました。とにかく約束した回数で点滴を終えられない先生には二度とさせない。何か言葉ではなくて、態度で示そうとしていた面もあったのかもしれません。

フランスのスタッフが言っていたのは、崇史の場合は「生きたい」という必死な思いが治療を受ける態度からひしひしと伝わってくるというんですね。また、それに彼らが十分応えてくれた。だから、崇史も頑張れたんじゃないかという気が最近しています。あの状況では、母親の愛情だけでは支えきれなかったし、親の愛情だけではたぶん崇史も最後まで頑張り通せなかったのではないかという気がします。

あの子は死ぬことをすごく恐がっていました……だからこそ生きたいと願ったわけですが、一方では林先生や吉村先生との約束を果たしたいという思いもあったでしょうね。責任感の強い子ですから先生たちとの約束を守ろうとしていたはずです。それと、ちょっと大げさかもしれませんが、今まで日本やフランスで自分が受けてきた医療というものを決して無駄にしたくないという思いが強く働いていたんではないでしょうか。移植を受けられて元気になった、しかしそれで終わりではなかった。崇史は帰ってからのことを、自分と同じ病気で苦しんでいる子どもたちに何が出来るかを考えていたようでした。

二〇〇六年一一月、五十嵐夫妻は一三年ぶりにウッサン教授と再会しました。新聞社主催の移植シンポジウムの席上でした。シンポジウムのテーマは「世界的なドナー不足をどう解消すればいいのか」というもので、五十嵐夫妻もフランスでの体験を話すよう依頼を受けていました。ウッサン教授は、仏保健省次官という立場での参加でした。

シンポジウムが始まる前、控え室で会ったウッサン教授は昔と何ら変わったように見えません。そんなウッサン教授を前に、直子さんもすぐにうち解けて話すことができました。気が付くと、互いにフランスでの出来事をつい昨日のことのように話していました。ウッサン教授のことばや態度には、「(タカシのこと、君たち家族のことは)忘れたことはない」という無言のメッセージが込められているかのようでした。

シンポジウムで直子さんは、フランスで移植の機会をいただけたことに感謝するとともに、ウッサン教授が言った「移植は愛の行為」の意味について自身の考えを述べました。夫の徹さんは、(生体肝移植を例に)生体移植の問題点を指摘しつつ、日本では生体移植が他国に例のないほど行われ、脳死移植が進まない状況であることへの懸念を訴えました。

直子さんも徹さんも、崇史くんが亡くなってからというもの、それぞれ胸にしまっていた思いをその一言一言に込めたような話し振りでした。

一方、ウッサン教授は講演の中で、脳死移植は今や必要な医療であり、「脳死」を死と定める法律が必要なことに触れながら、フランスの臓器提供の仕組みについて詳しく説明しています。フランスの臓器提供の仕組みとは、すべての人は、脳死を迎えたときに臓器を提供することに同意している――ただし、臓器提供を拒む意思を明確に示していた場合は除く――と見なす、というものです。

こうした法律の整備や臓器提供の仕組みづくりが国民の意識をも変え、さらには移植成績の向上もあって移植医療への信頼性が高まり、ドナーの増加につながっていったという話でした。

「フランスは医療スタッフ全員で患者とその家族を受け入れる。臓器を受け継ぐ患者は、全員から愛情を感じるんです。できれば、私はそういう社会や医療に早くなってもらいたいと思うんです。そのようなことが芽生えれば、脳死の移植医療ばかりでなく、すべての医療に信頼が出てくると思います」

そのように「移植は愛の行為」について語る直子さんのことばは、会場の人びとにどのように届いたのでしょうか。

別れ際、近い将来フランスを家族で訪れたいと告げた直子さんに、ウッサン教授は笑顔でこたえたそうです。

II

脳死移植医療の普及は
なぜ必要なのか

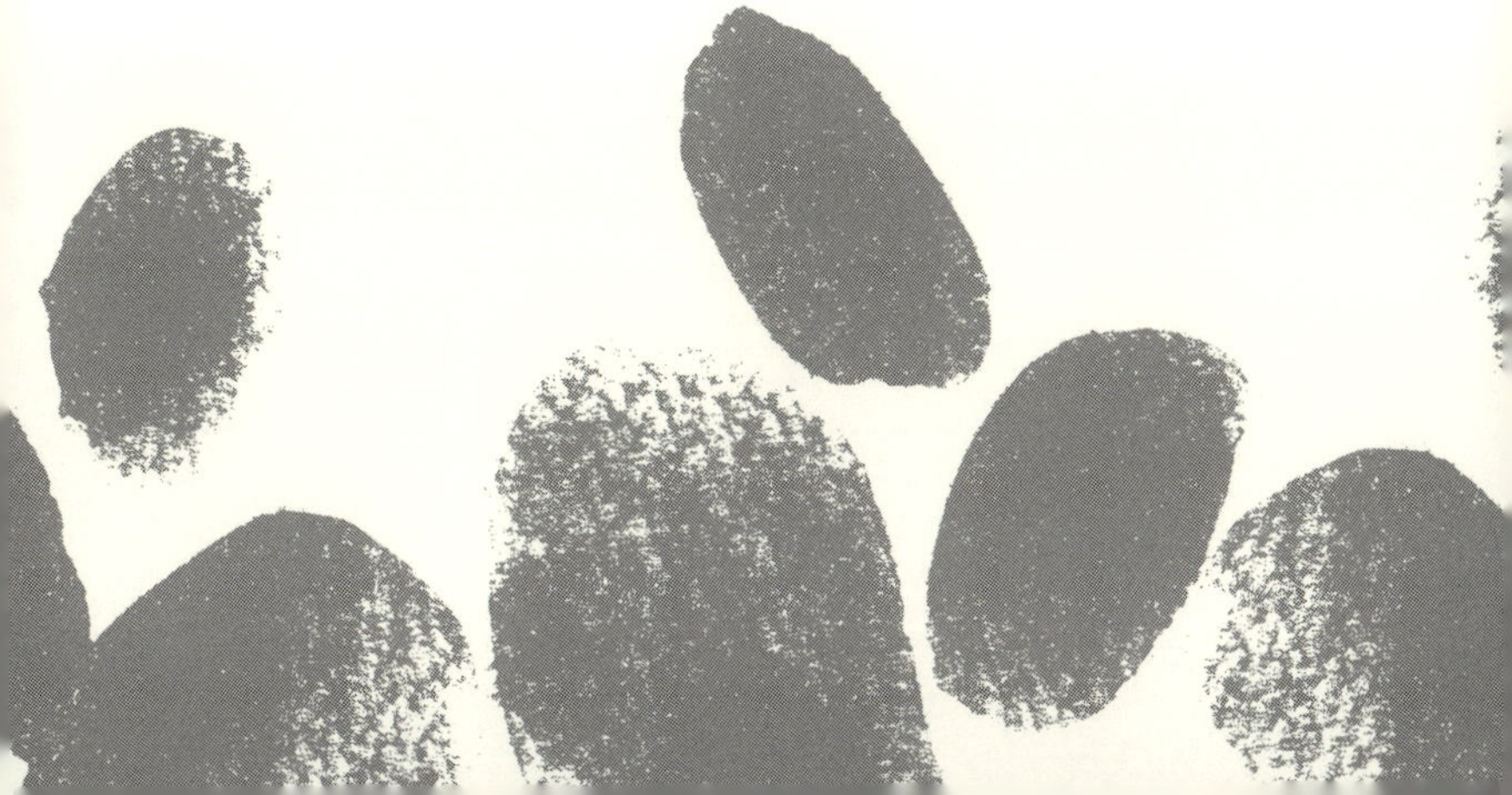

重い病にかかり、医師からつぎのように宣告されたとしたら、あなたはどうしますか。

「あなたの病気は、臓器移植以外に治療法がありません」

今の日本の状況では、このことばはほとんど助かる見込みはないと告げているに等しいでしょう。ところが、欧米では年間何万人もの患者――対して日本で移植を受けられるのは十数人に限られています――が臓器移植により新しい命を与えられています。しかも、移植を受けた人は、病気になる前の健康だった頃と同じ生活に戻ることができるのです。

一日も早くわが国でも臓器移植を日常的な医療として定着させる必要があります。移植医療自体、すでに医療として確立されたものであることは欧米はもちろん、アジアの国々を見てもわかります。わが国でも医療技術としては十分可能なのです。

1 脳死移植の成績

臓器移植を必要とする患者は、人工透析《じんこうとうせき》という手段がある腎不全《じんふぜん》の患者を除いて、そのまま病状が進行すれば臓器移植以外助かる方法のない患者です。余命一年以内の末期患者であるのが普通です。

つぎに示すのは、アメリカのＵＮＯＳ（United Network for Organ Sharing）の統計――心移植、肺移植、心肺同時移植、肝移植の生存率および腎移植の生着率《せいちゃくりつ》（移植された臓器が患者本人の臓器として正常に機能する割合）です。いま申し上げたように、いずれも重い心臓病や肝臓病などを患った末期状態の患者を対象としているにもかかわらず、他の治療法では望めない生存率を示しています。

米国における臓器移植後の生存率、臓器の生着率

		1年	3年	5年
心臓	生存率	87.5%	79.4%	72.6%
肺	生存率	83.3%	64.4%	48.9%
心肺	生存率	64.1%	53.1%	41.5%
肝臓	生存率	82.4%	73.6%	67.4%
腎臓（生体ドナー）	生着率	95.1%	88.4%	80.3%
腎臓（死体ドナー）	生着率	89.5%	78.6%	67.1%

出典 :UNOS 2006 OPTN/SRTR ANNUAL REPORT（06年5月）

2 高いクオリティ・オブ・ライフ（Quality of Life）

臓器移植の特色の一つとして、驚異的な患者の回復が挙げられます。

移植後は、勉強や仕事は普通の人と変わりなくできますし、スポーツも楽しめます。もちろん、薬の服用や体調管理のうえで気を付ける点などはあります。

移植前の末期的な病状からの驚異的な回復に加えて、その後の生活の落ち着きという点で、臓器移植は高いクオリティ・オブ・ライフを確保する医療といえます。

ここで、臓器移植により死の淵から蘇った患者の実例を紹介します。

安田義守、宮城亮、樋口健太郎、細川靖夫、永幡勝則さんらは、アメリカのＵＣＬＡメディカルセンターで心移植を受けました。
ここではとくに移植前と移植後に彼らが味わった、「（その変化への）感激」について見ていきます。

心臓がないみたいです
（安田義守・宮城亮編著『涙の後には笑おうよ』「生きてふたたび」育文社刊より）

安田義守さんは、日本での苦しい闘病生活を経て、心移植を受けるため一九九三年二月に渡米。日本語の上手なカワタ先生や、通訳をつとめてくれたボランティアの看護師の存在が安田さんの待機中の不安をほぐしてくれました。
ＵＣＬＡメディカルセンターに入院後、約二週間の待機で移植を受けることができました。

入院して四日目の夕方、妻が帰ろうとしているときに、突然心臓停止に陥りました。

このとき、ベッドに座って妻と話しているうちに急に妻がいなくなりました。いなくなったのではなく、心臓が止まって、意識がなくなってしまったのです。「何だろう。何だろう」と思っているうちに、コーンコーンコーンと信号音がして心停止を知らせていました。気持ちが良くなってしばらくすると、胸が苦しくなってきました。

《中略》

入院して一三日目、看護婦さんたちが私のところに集まってきました。その様子がちょっとおかしいなと思っていると、「今夜、手術をします」という報告を受けました。

嬉しくて嬉しくて、夢でも見ているような気持ちになりました。

同室の患者から「ジャパンボーイはラッキー」だとうらやまれた安田さんは、手術から一〇日目に退院。病院の外で外気を胸一杯吸い込み、自らの第二の人生の始まりを強く意識しました。

「すごい。すごい」という声が遠くから聞こえました。手術が終わったようです。

「ああ、女房の声だ。ああ、手術で助かったのだ」と思いました。周りの声が聞こえるので、「生きている。助かったんだよ」と妻に知らせようと手足を動かそうとしましたが、どうにもなりませんでした。そして、再び意識が薄れていきました。

《中略》

待ちに待った一〇日目の退院となりました。朝九時ごろ、肺に挿入してあるドレーンを抜き、皮膚から出血があるので縫合するかと思っていましたが、大きめのカットバンを貼るだけでした。

午後二時ごろ、自分の靴を履き、恐る恐る歩いてみました。歩いたのは二年振りでしたが、歩けました。一歩、一歩、また一歩。感触を確かめました。早歩きもしてみました。エレベーターで玄関に出ると、本当に大きな病院で、東と西で病棟の間を幅五〇メートルもある大通りが走っていました。幅一〇メートルほどの歩道が両側にあり、大きな木が並んで立っています。雨季は過ぎたというのに三日前までは雷雨と大雨でしたが、退院当日は晴れ渡り、日差しが強く、大樹は木陰をつくる役目をしていました。ところどころに置かれているベンチに腰をかけて、胸一杯の深呼吸をしました。

安田さんの主治医であり、東京女子医科大学病院の心移植チームを率いて、ＵＣＬＡメディカルセンターに患者を送るプロジェクトを主導してきた八田光弘医師は、コーディネーターの星さんから「安田さんの手術無事終了」という第一報を受けました。移植後の患者の回復ぶりは医師をも驚かせるものでした。


二週間後、私は学会で福岡に来ていた。朝早くに星君から電話がなった。

「安田さんの心臓移植手術が終わりました！」

「それで、安田さんは無事か？　助かったか？」

「無事終わりました。元気にしているとのことです。奥さんが泣いていました」

「そうかよかった。やったねえ」笑いながらいろんなことを思い出した。

「やりましたねえ」

「じゃあ、星君すぐにロスに行っててよ。状態を見てきて報告してくれよ、移植直後の患者がどういうものか見ておくのが大切だから」

「今からチケットが取れるかどうか分かりませんが？」

「いいよ、とにかく行ってくれ」

星君は翌日、戸惑いながら一人でロスに飛んだ。星君には、「必ずビデオを撮ってこいよ」と頼んでおいたので、それを見るのが楽しみで仕方がなかった。

帰ってきた星君にいろいろな向こうでの様子を聞きながら、安田さんの日々回復している様子をビデオで見た。ビデオでは、安田さんは手術の翌朝というのに、もう既にたくさんの食事をもりもりと食べていた。

その前で、星君がカメラを構えて、

「どうですか、安田さん。今の気持ちは?」と言うと、

「心臓がないみたいです。とっても楽です。嘘みたいです。心臓がないみたいです」

と首を振りながらそう言っていた。目には涙もたまっていた。

新しい命が動き始めた瞬間
（『涙の後には笑おうよ』「プレゼント」より）

宮城亮さんは一九九四年八月四日渡米後、九ヶ月間にも及ぶ待機期間を経て心移植にたどり着きました。渡米当初、体調は比較的よくアパートを借りての待機でしたが、半年を経過する頃から病状は次第に悪化していきます。また、ちょうどその頃に日本からの患者が移植を受けたあとに亡くなり、宮城さんは移植手術に恐怖と不安を感じます。


二月の入院以来、肉体的にも精神的にも調子が不安定な時期に、「動揺」は、僕の身体にも何らかの影響を与えたようだった。

三月になってから、身体が疲れる度合いが早くなり、少しずつ咳が出るようになる。アパートの一階にある郵便ポストまで行くのもうっとうしかった。

三月一一日の夕方ごろからだるさが全身に広がったため、母がS先生と病院に電話をした。エマージェンシーに行くとCCUに運ばれ点滴開始。この夜から「ステータス1」になった。「これぐらいで、ステータス1なの?」と母に言えるくらい気力があったが、それから病状は日ごとに悪くなる一方で、正月以来日本に帰っていた父が再び来た。以下、父の記録より。

《三月一九日》
脈拍一八八に急上昇。不整脈《ふせいみゃく》。麻酔をうってから電気ショック。時々うわ言。朝からずっと眠ったまま。
《三月二〇日》
うわ言多発。看護婦への説明の方法がない。ベッドの上で急に座ろうとしたり、降りようとしたりする。口を半開きにして、目を見開いている。
《三月二二日》
血圧低下。不整脈が頻繁。電気ショックの準備。まだ意識がはっきりしない。

待機期間八ヶ月目に、最初の移植のチャンスが巡ってきました。同じCCUの隣の部屋にいるアメリカ人男性も候補ということで、慌ただしく準備が進められましたが、このときは結局、中止となりました。
日本からまた新しい患者がやってくるとの知らせが届いたのは、こうしたときでした。「同じ病院の同じCCUで日本人と一緒には待機したくない」と思っていた矢先、二度目の移植のチャンスがやってきます。

一九九五年五月五日。ついにその日がやってきた。以下、父の記録より。
《午前二時三〇分》
「ドナーがでた」の連絡。亮一人だけが対象か聞く。ＯＫの返事。
《午前三時》
手術の準備。麻酔、移植、輸血の各承諾書にサイン。
《午前五時》
地下の手術室に到着。「頑張れ！　落ち着け！」と励ます。一階のロビーで待つ。
《午前六時一〇分》
ヘリコプター到着。心臓が届いたのか？
《午前八時》
Ｓ先生から心臓の交換が終わり、これから胸を縫合するところと経過報告。
《午前九時五分》
ラックス先生から説明。「立派な心臓で問題なく移植が終わった」ということ。発病以来約二年、ついに亮の胸に新しい命が動き始めた！
《午前一一時一五分》
集中治療室へ。亮と面会。
《午前一一時五十分》
大きな声で呼ぶと、首を振ってうなずく。手を握り返した。移植が終わった。
一週間後に退院。その後の外来でも大きなトラブルはなく、移植手術から五〇日目、一九九五年六月二三日に日本行きの飛行機に乗り込んだ。
《中略》
——現在、体調は良好で、毎日二キロのウォーキングとトレーニングをし、マウンテンバイクやバスケットボールを楽しんでいる。通常、外来は月に一回で、心筋生検は年に二回の間隔で受けている。

移植後、歩みだした自立への道

（『涙の後には笑おうよ』「我が家の新しい記念日」より）

樋口健太郎さんは、一九九三年一七歳の時に、拡張型心筋症《かくちょうがたしんきんしょう》のために東京女子医科大学病院に入院しました。その二年後、再び東京女子医大病院に入院し、そこでアメリカでの心移植について詳しい説明を受けています。

迷っていた彼の背中を押したのは、すでにアメリカで心移植を受けて元気になっていた仲間たちの励ましでした。九五年八月、樋口さんは車椅子に乗り点滴ラインをつけたままアメリカに向かいました。

入院して一〇日目、また血圧が下がり爪は紫色になり、手足もだんだん冷たくなっていくのが分かりました。ナースの動きが慌ただしくなり、足を高くされました。その後のことはあまりはっきり覚えていませんが、数時間後、血圧もだいぶ高くなりいつもの様子に戻りました。「死ぬってあんなふうになるんだろうな」と思うととても怖くなってきました。だんだん気が弱くなってきて、「お母さん、僕手術までもたないかもしれないよ」とつい言ってしまいました。母も朝早く来て夜遅くまでいるようになりました。もう待機も限界にきているような状態でした。

そして、二週間目の九月七日、「ドナーが見つかったので手術ができるかもしれない」という吉報が入ってきました。手術室まで行って戻された人もいたので、「うまく手術ができますように」と祈りながら手術室に行きました。

樋口さんにとって「心臓移植手術成功記念日」は（移植による復活という意味での）二度目の〝誕生日〟でありました。そして、その後も「退院記念日」や「帰国記念日」、「東京女子医大病院に帰ってきた記念日」と順調に過ごす一方で、いま一番の目標としているのは一日も早い「独立記念日」の実現だそうです。

帰国後しばらくして通い始めた専門学校で、樋口さんは紳士服の仕立ての勉強を始め、自立への道を着実に歩み始めました。

手術をして二週間目、その日の午前中はまだ輸血をしていました。この分だと退院はまだ先になるだろうと思い、昼ごろ、母は知人の車に乗せてもらい買い物に出かけました。ところが午後、輸血の針も取れて、「夕方に退院してもよい」ということになりました。退院の支度をするのに母に連絡ができずに困ってしまいました。夕方戻ってきた母も驚いていましたが、とても喜んでくれました。私も嬉しかったです。この日は一九九五年九月二〇日、「退院記念日」です。

アメリカに来て初めて自分の足で外を歩くことができました。外に出て、まず空の青さに驚きました。次に木々の緑の豊かさに感激しました。今まで自然を見て、これほど感激したことはありませんでした。

《中略》

手術をしてから三年が過ぎました。一九九七年の秋から通い始めた専門学校で紳士服の仕立ての勉強も何とか続けています。千葉から都内の学校まで電車で片道一時間三〇分ぐらいかかります。はじめは疲れて体調の悪い時もありましたが、だんだんと慣れてきました。

最初は、針の持ち方、足踏みミシンの使い方から勉強し、ハ刺し、ボタンホールなど細かい作業も続きました。今はベストやジャケットの製図を終え、ベストの本縫いに入りました。ジャケットの本縫いができるようになれば、一通り勉強したことになります。

一九九八年一月に父にズボンを作りました。自分で生地を買ってきて、きちんと製図をし、仮縫いも二回やりました。ピッタリ合ってかっこよくできました。父も母も短期間にこれだけできるようになるとは思ってもいなかったようで驚いていましたが、とても喜んでくれました。父には普段もそのズボンを履いてもらいたいのですが、「もったいない」と言って、なかなか履いてくれません。この次は、ベストやジャケットも作って父に着てもらおうと思っています。

私には三つの誕生日がある

（『涙の後には笑おうよ』「復活」より）

細川靖夫さんは、一九九五年五月、仕事中に突然倒れました。一旦退院したものの、再び倒れ入院すると、主治医からは病気の進行と心移植しか治療法がないことを告げられました。細川さんは、翌年一月アメリカで心移植を受けるため東京女子医科大学病院に転院し、三月に埋込型《うめこみがた》補《ほ》助人工心臓《じょじんこうしんぞう》を装着《そうちゃく》する手術を受けます。そして、九月二三日に渡米すると、翌月の一六日には移植手術となりました。細川さんは「復活」というテーマで体験記を書いています。

今回は、いろいろな薬を飲んでも容態は好転せず、どんどん悪くなっていくようだ。食事は全く喉を通らず、夜中には吐き気がする。少し動くだけでも息が切れ、ベッドから起き上がることもだんだんできなくなり、暑くもないのに多量の汗をかき、いつも気怠いという状態だった。夜が怖くなり、身体の置き場がなくなり、心はいつもバタバタとしていた。真っすぐ上を向いて寝ていることができなくなり、ベッドの背を三〇度起こして寝るようになった。絶えずボーッとしている感じであった。

《中略》

当たり前だが、女子医大に移っても容態は一向に良くなることはなく、日々、より悪くなっていった。最初は、二月中に渡米する予定であったが、その時の容態では渡航中に命を落とす可能性が高いということで、三月一一日に、体内埋め込み型補助人工心臓ノバコアの埋め込み手術を受けた。日本では二例目の手術であった。今思うと、この機械と自分との相性はぴったりだったのだろう。見る見るうちに、身体は回復してきた。術後三週間で、それまで寝たきりだった身体をベッドの上に起き上がらせることができた。散歩もでき、家への外泊も可能になった。忘れかけていた自由を感じることができるようになった。ただ、バコン、バコンという音とともに。

病気は細川さんにとって大事なもの、すなわち趣味や仕事を生活から遠ざけました。移植を受け、病気に克《か》つことで、再びそれらを取り戻したということの意味を「復活」ということばに込めています。

一番の趣味はバスケットボールでした。移植手術から六ケ月後、細川さんは大好きなバスケットボールができるまでになりました。

もうひとつ復活は、社会人としての復活です。二年ぶりに会社へ出勤する日の朝、「働き、仕事ができる喜び」を細川さんは感じました。

仲間からパスがきた。茶色のバスケットボールが、こちらに向かって飛んでくる。ボールを取った。重く感じる。ドリブルをつく。ボールは力強く跳ね返ってくる。顔を上げた。みんなが見ている。みんなが笑ってくれている。みんなが思っていてくれている。「お帰り……」と。そして、私は思っている。「帰ってきたんだと」と。

《中略》

仕事の復活

一九九七年一一月二八日、その日は、私の本当の三一回目の誕生日であった。「本当の」と書いたのは、私には三つの誕生日があると思っているからだ。一つは父と母からもらった誕生日、一つは人工心臓によって命を吹き込まれた三月一一日、そしてもう一つは心臓移植の日、一〇月一六日である。三一回目のその日、それは二年ぶりに社会復帰した記念日になった。

朝八時より少し遅い時間に、白いワイシャツ、クリーニングしたての紺のスーツを着る。ワイシャツの第一ボタンがうまくはまらない。ネクタイも前後の長さのバランスが今いち、スーツも肩のあたりがしっくりこない。まるで、着慣れない服を着た七五三である。何はともあれ、革靴を履いて出来上がり、元気よく家を出た。空は快晴、気持ちも晴れやかに、通勤電車に乗り込む。気分は最高、忘れていた気分を思い出した。

人混みの東京駅に降りる。足が少し震えるのを感じながら、本社人事部に向かう。初めて会った人事課長は、優しい人だった。型通り、病院からの診断書を提出する。慣らしの時間として、自宅療養を十二分にしたかいもあり、準備万端での出社であった。次の日からは、朝八時から夕方五時までの勤務をこなしていった。会社員としての復活である。身体を壊すまでは営業職であった。しかし今は、慣れない内勤者として一年目の社会人という、フレッシュな気持ちでの再スタートである。身体を壊す前は、仕事は賃金をもらうための義務であるとしか思わなかった。しかし、今は、「働き、仕事ができる喜びというものがあるのだ」と感じている。不思議な気持ちである。こういったことは、「復活」というよりは「脱皮」というべきなのだろうか。

死ぬためでない、生きるための医療

（『涙の後には笑おうよ』「夢から現実へ」より）

一九九二年三月に発病以来、国内で苦しい闘病生活を続けていた永幡勝則さんは、九六年三月四度目の心不全《しんふぜん》の発作を起こしました。幸い発作はおさまったものの、それからは眠れないほどの恐怖感に襲われるようになりました。永幡さんを救ったのは、東京女子医科大学病院から（入院先の）榊原記念病院に来ていた古川医師との出会いでした。古川医師から心移植に関する様々な情報を聞くと、東京からコーディネーターの星さんを呼んでもらい、移植に関する説明を受けました。

永幡さんは、夜も眠れない心不全状態から抜け出せるなら死んでも構わない、と海外での移植を決意し、九七年一月三〇日、アメリカに向けて旅立ったのです。

渡米後一週間目。ソーシャルワーカーのキャロンと話をしている最中、自分の体の中で小さな不整脈が始まった。心の中で止まれ止まれと願ったが、その願いは通じず不整脈はひどくなり、目の前が真っ暗になり、体の力が抜け、椅子から転げ落ちるように倒れた。薄らいでいく意識の中で、私はもがき喘いでいた。ベッドに運ばれ、電気ショックの衝撃が体中に走ると、胸の辺りに火傷のような痛みだけが残っていた。

永幡さんは当初、一年の待機を覚悟していたそうです。けれど、このときの発作がきっかけで待機順位があがり、渡米から一ヶ月で移植を受けることになりました。

ＣＣＵでの入院生活の三週間目、一九九七年三月一日にドナーの方からの、心臓という贈り物を頂くことができ、この日は決して忘れることのできない第二の誕生日となった。

移植を無事に終えてからというもの、日に日に元気になっていく自分に驚かされ、自由に歩けることやおいしく食事がとれることを嬉しく思い、充実した日々を送れるようになった。

澄み切った青空

ロスアンゼルスに来てから九五日目の五月五日。長いようで短いアメリカでの生活を終え、成田空港へ向けて飛び立った。この日の天候は、私の第二の人生を祝福してくれるかのように、澄み切った青空だった。

機内では、アメリカに向かうときとは違い、体を自由に動かせるので空の旅を楽しむことができ、日本に近づくにしたがって胸が高鳴ったことを思い出す。

以上、心移植の体験記を中心に取り上げましたが、他の臓器でも手術後の患者は驚異的な回復を示します。また、その後の生活おいてもやはり高いＱＯＬを維持することができるのです。

臓器移植を受けて社会に復帰し活躍している例として、河野洋平衆議院議長が有名です。氏は、Ｃ型肝炎《かんえん》から肝硬変《かんこうへん》となり、ご子息の河野太郎衆議院議員がドナーとなることで生《せい》体部分肝移植《たいぶぶんかんいしょく》を受けられました。その後、河野洋平議員は衆議院議長に就任し、見事にその重責を果たしておられます。

心移植のレシピエントの話に続き、つぎに肝移植のレシピエントの手記を取り上げてみたいと思います。

生まれ変わったような素晴らしい目覚め

（吉川浩司著『きいろのなみだ』中経出版刊より）

身体の不調を覚えていた吉川美佐子さんは、一九九六年五月に、原発性胆汁性肝硬変《げんぱつせいたんじゅうせいかんこうへん》であることが判明。それから二年三ヶ月後の九八年八月に、オーストラリアで肝移植を受けますが、その歳月は夫の浩司さん、そして長女のひろみさんにとっても辛い、苦しい日々でした。

浩司さんは、妻を助けるための情報を収集し、オーストラリアでの肝移植に漕ぎ着けます。ひろみさんは、入学したばかりの高校を休学し美佐子さんに付き添って渡豪、いつやってくるかもしれない移植の順番を一緒に待つ生活を送りました。

手術前の状況をひろみさんの手記から、手術後の喜びを美佐子さん自身の手記から紹介します。

すがるような母の目

この頃母の病状は、日本を発つときに比べ、はっきりわかるほどに悪化していました。とくに八月に入ってからというもの、信じられないほど急激に黄疸《おうだん》が進み、以前の母とは思えないほど暗い肌の色になってきました。母は自分でもたいへん気にして、毎日私〔ひろみ〕の置き鏡を見ては、「お母さんの顔の色、変わったと思わない？」と聞くのです。私は、「そんなことないんじゃないの。毎日見てるし、そんなにわからないよ」と答えましたが、内心本当に大丈夫だろうかと、心配でたまりませんでした。

黄疸だけではなく、母の反応は徐々に鈍くなっていきました。表情も消え、一日中ベッドでだるそうに横になってては、うとうとと寝ている時間が長くなってました。そして急激な病状変化を繰り返すようになり、私も学校〔現地の英会話学校〕をしばらく休学することに決めました。

母には知られないようにしていましたが、私も肝臓病の本を何冊か読んで、ある程度の知識はもっていました。もし万一、何かあったときは私一人で対応しなければなりません。私のミスで気づくのが遅れ、最悪の事態にならないように、肝性脳症《かんせいのうしょう》になったときの症状はどのようなものなのか、吐血《とけつ》をするとどうなるのか、母が寝ている間に日本から持ってきた本を引っぱり出して読むようにしていました。

食欲の変化も出てきました。脂っぽいものを食べるとすぐ吐いてしまうのです。私は料理するとき、油、塩分を控え、なるべく日本食のあっさりしたものをつくるように心がけました。そして、なぜかわかりませんが、母は食事の後にレモンを一個丸かじりするようになりました。

また、薬の副作用のせいか、毎晩足がつって非常に痛がるようになりました。足をさすってあげるのですが、痛みは増すばかりです。全身のかゆみに加え、息苦しさや足の痛みに耐え切れず泣いてしまう母を見守りながら、毎日のあまりにも長い夜を過ごさなければならないことは、私には死ぬほどつらいことでした。

音楽を聴きながら寝てみたり、かゆさに耐えきれず爪で体中をかき真っ赤になったその体を冷たいタオルで冷やしたり……母はとにかく何かをしていないと苦しさを我慢できない、という感じでした。毎晩寝つくまで二～三時間かかるのは当たり前、地獄の連続でした。日本を出たときの、あの元気な母の姿はもうどこにもありませんでした。

とうとうビリルビン三二（正常人の約四〇倍）の値が出たときは、私は自分の耳を疑いました。母の病状はすごい勢いで悪化していたのです。私はあわてて日本にいる父へ知らせました。父からは日本において生体肝移植の話が進んでいることも聞かされました。もちろん母には内緒です。
＊〔　〕は引用者

渡豪三ヶ月後、美佐子さんは待ちわびた移植を受けましたが、手術後しばらくして重度の意識障害に陥りました。大量の輸液《ゆえき》等で血液内の成分バランスが崩れたことが原因と考えられました。目を見開いたまま何の反応も示さない状態にひろみさんや、急を聞きつけ日本から駆けつけてきた浩司さんも不安を募らせます。
意識を喪失して四日目、幸い意識が戻り、生還を果たすこととなったのです。

新しい心と体

意識が戻ったとき、何が自分に起きているのかわかりませんでした。

ただお腹にある生々しい手術痕《あと》を見て、初めて手術が終わったことが理解できました。痛みも苦しみもほとんどありません。

《中略》

私〔美佐子〕には今現実に起きている夢のような出来事、そして自分の体にドナーの方の臓器が入っているという事実がなかなか信じられませんでした。もしこれが本当に夢でないとしたらいいのだが……。

生まれ変わったような素晴らしい目覚めでした。

そして、ドクター・リンチの回診が終わると、早速看護婦さんの指示でシャワーを浴び、歩行訓練が始められました。とてもゆっくりは寝かせてくれません。何日間も眠っていて何も食べていないためか、食欲も出てきました。お腹には、胆汁の出具合を見るために胆管《たんかん》につなげられた筒が取りつけられています。そして、食事をするたびに濃い茶色の胆汁が筒に貯まります。それは、新しい肝臓がきちんと機能している証拠でした。

手術の後遺症とかで水が胸に貯まっており、胸からはこれを体外へ出すためのチューブも取りつけられています。牛乳瓶にして数本分もの胸水が毎日タンクに貯まりました。

足には血栓《けっせん》を防ぐ目的とかで、膝まであるストッキングをはかされました。いくつものチューブや機械類を引っ張っての歩行訓練は一日に六～七回ぐらい行われました。移植手術直前には三二もあったビリルビン値も、たしか三程度まで下がってきています。あの苦しかったかゆみも足のけいれんもありません。

すべてが信じられないことばかりでした。

＊〔　〕は引用者

術後すぐに爪の色がピンクに変わる…
（トリオ・ジャパン編集『医師との対話』「1．移植へ　患者が医師に求めたものは」はる書房刊より）

渡辺環さんは、一九九三年六月に夫の直道さんから肝硬変であることを知らされました。また、翌九四年八月には、原発性の肝がんができていることがわかります。

当初、オーストラリアでの肝移植を目指しましたが、九五年三月に肝性脳症《かんせいのうしょう》による昏《こん》睡《すい》状態に陥るなど病状が悪いことや、肝がんが処置できていない疑いがあることなどを理由に、オーストラリアからは受け入れを拒否されました。これは、オーストラリアの受け入れ基準が特別に厳しかったのではなく、当時、肝がんの患者を受け入れる移植施設が世界的に少なかったという事情があったのです。

こうして急きょ他の国の受け入れ施設を探すことになりました。すると、夫妻が渡航移植の相談をしていたトリオ・ジャパンから、ドイツのベルリンにあるフンボルト大学ヴィルヒョークリニックで肝がん患者の移植を積極的に行っているらしいとの情報がもたらされたのです。

ドイツから入院許可が出たのが七月一九日。二七日には日本をたって、現地に着いてからわずか一週間後、ウエイティングリストに登録して二週間後の八月一六日肝移植を受けることができたのです。

環さんと直道さんは、当時を振り返って次のように話しています。特に環さんが移植直後の感動を素直に述べているのが印象的です。


直道　94年12月、がんが大きくなっている疑いがあるので、オーストラリアは難しそうだという話になってきた。

それで一遍に力が抜けてしまい、一度は移植をあきらめた。すると、今度はそれに追い打ちをかけるように、それまで投与していた抗がん剤の副作用で肝臓の状態が一気に悪化したんです。特に年が明けた1月の末の頃は最悪でした。高熱が引かない、腹水《ふくすい》はたまる。一時転移性のがん性腹膜炎《ふくまくえん》の疑いさえ持たれた。毎日毎日容態の変化に追われるようになっていた。

ところが結局、利尿剤《りにょうざい》で腹水が落ちた。4日間で8kg体重が減りました。寺岡先生によれば、利尿剤で腹水が落ちるのならがん性腹膜炎ではないとのことだった。けれど、ほっとしたのも束の間、一向に持ち直す様子がないうえに、ついに3月に入って肝性脳症（昏睡）を起こしたのです。担当の医師からは危篤状態と告げられました。

偶然にも、移植を受けた八月一六日は、環さんの四五回目の誕生日でした。移植手術後一ヶ月で環さんは帰国の途についています。

ドイツへの渡航から、現地での生活、移植、そして帰国までと、すべてがスムースに行ったのには理由があります。それを可能としたのは、日本とドイツの国を越えた医師たちのすばらしい連携があったからです。また、ここには書かれていませんが、とりわけ渡辺さん夫妻を支えた存在として、その頃大学の移植病棟に勤務していたひとりの日本人医師がいたのです。

環　術後すぐに爪の色が真っ黄色からピンクに変わってきて感激でした。目や皮膚の黄色みは当分落ちなかったのですが、爪の色がドンドン変わっていくのがはっきりわかるんですよ。それと、まだ傷は痛んだんですけれど、ベッドのうえに起き上がっても体がだるくないのにも感激しました。移植するほんの少し前はもう具合が悪くって、横になっているしかできなかったですから。わあー、すごいなあとやっぱり思いました。

こんなに元気になれるものだとは信じられなかった。移植された肝臓に対しても、私は最初から違和感みたいなものは特に感じませんでした。

（青木慎治著『移植から10年』はる書房刊より）

ハウ・アバウト・キャリー？

青木慎治さんは、衆議院議員で元自民党副総裁の椎名悦三郎氏の議員秘書をつとめていました。

青木さんは議員の信頼も厚く、仕事に対する充実感と達成感を感じながら忙しい日々を送る中で、忍び寄る病の気配に気が付きませんでした。いつの間にかC型肝炎を発症していたのです。病状の進行に拍車をかけたのがアルコールでした。議員秘書という職業柄、お酒の切れる日は一日もないような毎日を過ごしていたのです。

一九八七年八月、聖路加病院で青木さんは肝硬変と診断されました。その一年後には、怖れていた食道静脈瘤破裂《しょくどうじょうみゃくりゅうはれつ》による吐血を経験します。

その後も何度も吐血を繰り返し、いよいよ末期の肝硬変の状態になったとき、主治医から「助かる唯一の途は肝臓を取り替える、つまり肝移植です」と告げられました。海外での移植という選択は、はじめは現実味の薄いものでしたが、青木さんの生への強い執念と、生還を願う家族、知人や医師たちの努力によって実現し、八九年二月八日渡米したのです。

そして翌三月一〇日、約一ヶ月の待機期間を経て無事移植を受けると、帰国後、青木さんは日本における移植医療の推進を目的とした団体が必要であることを痛感しました。

こうして九一年二月、国際移植者組織トリオ・ジャパンを設立し、最近まで会長として、さまざまな移植医療の啓発活動や患者支援の活動に携わってきました。

（妻、和子の手記）より

「じゃあ、ちょっと帰ってこようかしら」病室の壁にへばりつくようにしてソファに布団を敷いてねる夜が三ヶ月続いたので、慎治が曲がりなりにも廊下を散歩したりしているのを見ると、安心して我が家に帰ってきたのです。その夜、

「奥さん、ちょっと青木さんが淋しがっていらっしゃるから、帰ってきてくれます

か」ナース・ステーションからの電話でした。時計を見ると九時半、看護婦さんの声はソフトでしたが、私はある予感で体が冷たくなりました。

洗った髪をマフラーで包み、隣家の井上さんが車で送って下さるという好意に甘えて病院に急ぎました。

消灯時間後の病院の中で一二号室だけ、煌々と明るく、主治医の伊原先生の大きな背中ごしに慎治の白茶けた顔がいやに小さく見えました。

「…………」私と目が合うと、彼は口をへの字に曲げ首を振りました。

五度目の吐血でした。

鼻からプラスティックのチューブを胃まで入れて、二時間おきに洗浄する処置をしてもらっているのでした。痛々しいその姿にも悲しいかな私は馴れてしまって、こまかく観察する目付きで、鼻からのチューブが無理のない角度で入っているか、枕と首の位置はどうかとか点検しているのでした。

彼の素振りでメモを渡すと、

「俺は木枯らしや」と書きました。

チューブという異物が喉を塞いでしまっているので、こういう場合、筆談になってしまうのです。
「もう行く先がない」と続けるので、思わず顔を見ると、冬の夕暮れに行きくれた人のような何とも淋しい顔をしているのでした。

移植後も、吐血の恐怖はなかなか青木さんの頭から離れません。しかしビランした胃も、静脈瘤のできていた食道も移植後は直ちに回復に向かう、との主治医のことばに勇気づけられるのです。

味覚もすっかりアメリカナイズされ、コカコーラ、アイスクリーム、ミルクセーキ、フライドチキンなど何でも口にし、体重を増やすよう努力するのでした。これもアメリカ流のリハビリでした。

〔移植手術から〕六日目の朝、前回入院していた回復病棟でも会ったことのあるダイエッター（栄養士）が、人のよい顔を見せた。せっかく、可愛い顔付きの女《ひと》なのに、前歯の矯正のためか口元に金属をはめているのが気にいらぬが、本人は一向に無頓着で、

「ミスター・アオキ、ナイス・シー・ユー・アゲイン、アー・ユー・オールライト？（アオキ、また会ったわね。元気？）」

彼女は新しいメニューを私に手渡す。一枚は朝、昼、晩のメニューで、曜日がついているところを見ると日替わりと思われる。もう一枚は単品料理のメニューで、これは別勘定で、表示されているお金を支払わなければならないと説明がある。私はベッドの棚にぶら下げてある合さい袋から眼鏡を出して熟読した。

普通のレストランとほとんど変わらぬアラカルトがびっしりと並び、料金もそんなに高くはないが、私は彼女に聞いてみた。

「こんなメニューを見せてくれてもノー・ユースである。何故なら、私は流動食しか食べられないのだから」

ところが彼女は「ノー」と首を振るのだ。

「ドクター・レイクからアオキは何を食べてもいい、とOKが出ている。好きなものをオーダーせよ」

というではないか。といって、私が考えても、日本でならおもゆを摂るのが当然と思われる時期に、何を食べていいのやら判断しかねていると、

「こころみに、今日の昼、キャリーライスはどうか」

衝撃的提案である。

まさか、よりによってカレーライスとは。大胆不敵な言葉に信じられなかったが、とたんに、口の中一杯につばが湧き、本当にいいかどうかやってみろ、と彼女に一任することにした。それから昼食までは、他のことが考えられぬほど、カレーライスが頭の中を占領していた。

和子と二人、かたずをのむ思いで昼食の運びこまれるのを待っていると、プラスティックの蓋付きディッシュが私の目の前におかれ、蓋をとると、プーンとあのカレー特有のスパイスの香りが鼻をつき、まさにカレーライスが現れた。日本で食べなれた黄色味がかったジャガイモ入りのカレーではなく、骨つきのチキンにさらりとしたルーが、細長い米を油でいためたものにかかっている。

和子と顔を見合わせ、一口スプーンで口に入れてみると、ピリリとからいが一年ぶりの本物の食物の味である。気遣いながらも、舌を刺激する心地よさについついスプーンが忙しく動き、鼻の頭に汗をかきながら食べてしまった。

半分はあっという間に無くなったが、あまりにもおそろしいので、蓋をして残して

おくとドクター・レイクが部屋に入ってきて、

「ハウ・アバウト・キャリー？（カレーはどうかね？）」

と蓋を取り、

「何故、全部食べないのか。ミスター・アオキ、もう日本式コンセプトはいいかげんにやめにしろ。僕がＯＫといえば心配せずにたくさん食べて、体力をつけるのだ」

なるほど、日本的コンセプトの粉砕作業なのかと、カレーライスの意味ものみこめ、残りもすべて食べてしまうことにした。

ドクター・レイクの話によると、肝移植の成功した時から、私のビランした胃も、静脈瘤の出来ていた食道も直ちに回復に向かい、この数日の経過で、元の状態に復元し治ったも同様だとのこと。医学の進歩発展と人間の体の神秘的な回復力に驚くばかりであった。

＊〔　〕は引用者

『移植から10年』の「あとがき」で、青木さんは移植後一〇年を経過したその生活ぶりについて書いています。

それを読むと、適度な運動（毎日四キロの散歩、腕立伏せを一〇回、ストレッチ体操を一〇分間）を行い、仕事（小説の執筆。青木さんはこれまでに現代政治をモチーフとした小説や時代小説を何冊か上梓されています）への意欲を持ち続けることが大事だとわかります。それと、検査等の数値の変動に神経質になりすぎないということでしょうか。

もっともそれ自体、長い間の経験によるものなのかもしれません。

青木さんは、おそらく日本における成人の脳《のう》死《し》移《い》植《しょく》者《しゃ》としては最も長期生存したうちの一人と言えますし、高齢なレシピエントでした。

かつて主治医のアッシャー先生が、冗談交じりギネスブックに挑戦したらどうかと言ったそうですが、移植患者をたくさん見ているアッシャー先生に、そう予感させるものが青木さんにはあったのではないかと思わずにいられません。

III

日本の脳死移植医療の現状

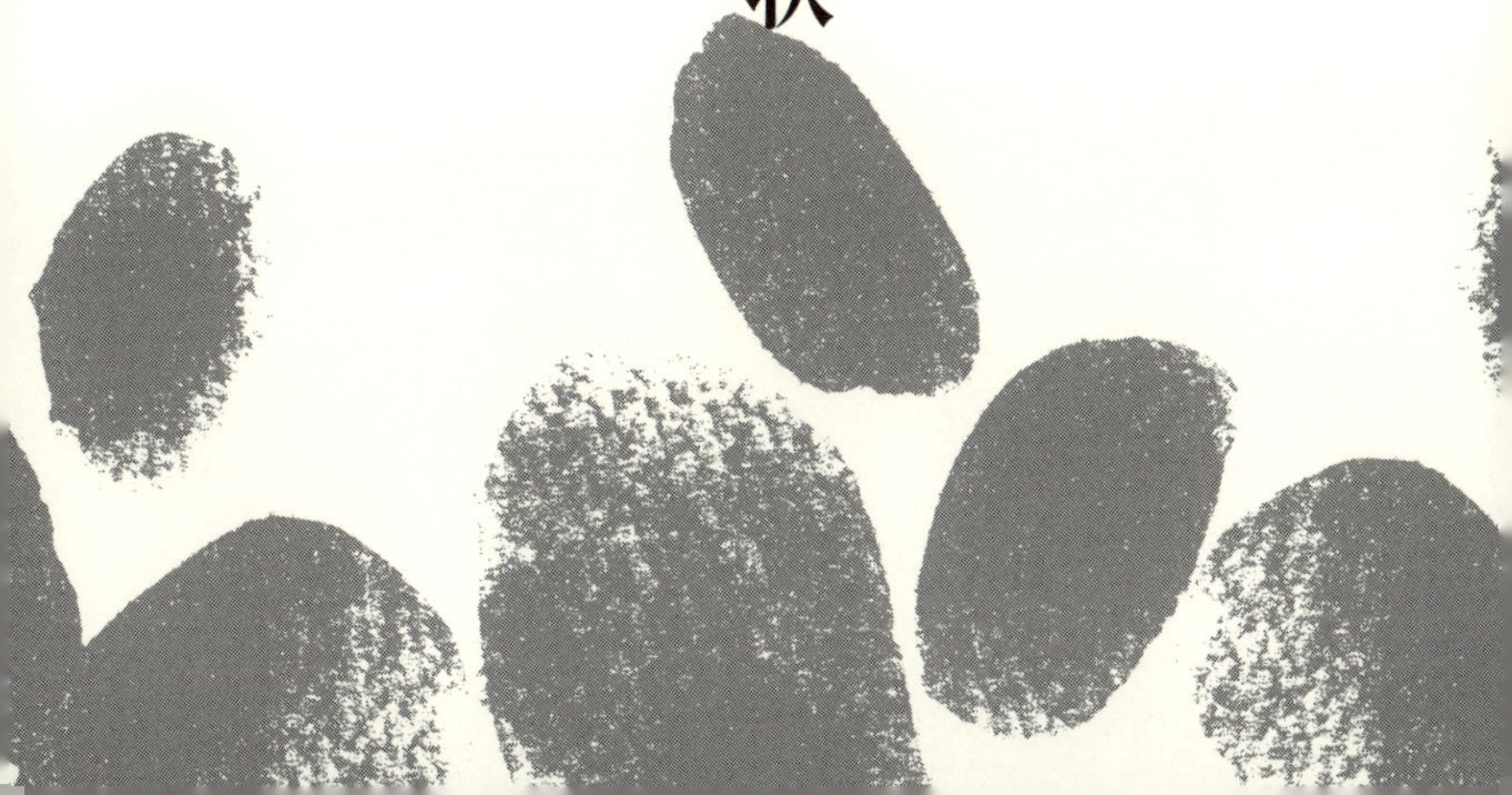

1 狭き門――少なすぎるチャンス

(1) 提供数と移植件数

アメリカにおける脳死下《のうしか》の臓器提供は、UNOSの統計によると、二〇〇五年度 七五九三例／二〇〇六年度 八〇二四例となっています。単年度で七五〇〇～八〇〇〇例の臓器提供があることになります。

また、二〇〇五年度に行われた脳死移植《のうしいしょく》の件数は、心臓は二〇六三件、肺は一四〇五件、肝臓は五六七九件、腎臓は約九五〇九件となっています。

仮に、日本においてアメリカと同程度の臓器提供があるとしますと、人口の差を考慮しても年間三〇〇〇例程度の臓器提供があっても不思議ではありません。

ところが現状は、二〇〇七年一〇月末現在――一九九七年一〇月の臓器移植法施行から一〇年が経過――で六二例であり、年間平均六例にとどまっています。

また、実施された臓器別の脳死移植の件数は次のとおりです。

臓器別脳死移植件数の推移

	1999年度	2000年度	2001年度	2002年度	2003年度
心臓	3	3	6	5	0
肺	0	3	6	4	2
肝臓	2	6	6	7	2
腎臓	8	7	16	10	4

	2004年度	2005年度	2006年度	2007年度	合計
心臓	5	7	10	10	49
肺	4	5	5	7	36
肝臓	3	5	5	10	46
腎臓	6	16	16	15	98

※肺と肝臓は分割移植を2件と数え、腎臓は膵・腎同時移植を含む

アメリカと比較するまでもなく、あまりにも少ないと言えます。

(2) 移植適応患者数と待機中の死亡者数

一方、日本において脳死移植の対象となる患者および臓器移植を受けるチャンスに恵まれず亡くなる患者はどのくらいいるのでしょうか。

日本臓器移植ネットワークのホームページおよび日本移植学会の「臓器移植ファクトブック２００６」から抜粋すると、次のとおりです。

[心臓]

①心移植を必要としている患者数

心移植を必要としている患者は、年間二二八～六七〇人に及ぶと推定されています。

そのうち二〇〇七年一〇月三一日現在、日

本臓器移植ネットワークの移植待機リストに登録されているのは九九人です。

②心移植を受けることができないため亡くなった患者数

心移植を必要としながら移植を受けられず亡くなっている方が年間一〇九〜三五五人いると推定されます。一九九七年一〇月（臓器移植法施行）以来二〇〇六年五月一日までの登録待機患者二三六人の中で、八二人が亡くなっています。

［肺］

①肺移植を必要としている患者数

二〇〇七年一〇月三一日現在、一三一人の方が日本臓器移植ネットワークの移植待機リストに登録されています。

②肺移植を受けることができないため亡くなった患者数

一九九八年八月から二〇〇五年一二月までの七年四ヶ月で、合計二二八人が肺移植を希望してネットワークに登録しましたが、そのうち八〇人の方が待機中に亡くなっています。

［肝臓］

①肝移植を必要としている患者数

肝移植を必要とする患者は年間約二二〇〇人と推定されます。そのうち二〇〇七年一〇月三一日現在、日本臓器移植ネットワークの移植待機リストに登録されているのは一七五人です。

②肝移植を受けることができないため亡くなった患者数

肝移植が必要な患者は余命一年以内と考えられ、待機期間が長期にわたると、残念ながら死を迎えてしまいます。年間一八〇〇人の患者が、肝移植を受けることができずに亡くなっていると推定されます。

(3) 脳死移植を普及させるために

以上の数字をみますと、仮に日本でアメリカと同程度の脳死での臓器移植が行われていたならば、多くの患者の命が救われていたことでしょう。そう考えますと、残念でなりません。

しかしながら、すぐに欧米と並ぶくらいの脳死移植を日本で実施するのは難しいでしょょう。社会の理解を得られないと脳死移植は普及していきません。

それでは、社会の理解を得るために、一体どのようなことを行えばいいのでしょうか。欧米の過去の移植医療の歴史を振り返りますと、移植数の増加に伴って、社会の理解が進んでいったことに気づかされます。すなわち、脳死移植の実績を積み上げ、その結果社会に認知されていったのです。一方、日本はといえば、社会の理解を得てから脳死移植を行おうとしたために、社会の理解が一向に進まない状況にあります。

日本において、もし最低でも年間五〇〜一〇〇例の臓器提供が出てくるようになれば、社会の理解も急速に進み、脳死移植が一般的な医療として定着していく第一歩となるのではないかと考えます。

アメリカでは年間約二万人の脳死者が出ると推定されます。日米の人口比を考慮しますと、日本の脳死者は年間約一万人くらいと推測されます。したがって、脳死者の〇・五〜一%が臓器を提供すれば、年間五〇〜一〇〇例の脳死下での臓器の提供が可能になるわけです。

内閣府の世論調査（平成一八年一一月）によると、すでに国民の四割以上の人が、臓器提供の意思を持っているとも言われています。あとは、そうした善意の気持ちが移植を待つ患者に届くような環境整備を行っていくということでしょう。それは、提供施設の拡大であり、脳死者が出たときに提供施設から日本臓器移植ネットワークへの連絡が遅滞なく行われることです。もちろん、見直しが進められている臓器移植法の改正——脳死を一律に人の死とし、ドナーの年齢制限を撤廃すると同時に家族の同意によって臓器提供ができるようにするというもの——も急がれます。

また、日本臓器移植ネットワークが中心となり、患者団体等と連携して、全国の大学キャンパス等で臓器提供の啓発キャンペーンを展開するなどの活動も有効ではないでしょうか。

国内外で脳死移植を受けて元気になった方に、機会あるごとに体験談を語っていただくことも、脳死移植の普及に欠かすことはできません。

[2] 生体移植――日本の移植医療のひずみ

日本では脳死での臓器移植を受けるチャンスはほとんどありません。欧米であれば助かったであろう多くの患者は、臓器移植という選択肢を示されることなく、あるいは、示されたとしてもその実現性の低さに諦めて、対処療法的な治療を受けながら亡くなっていきます。

このような状況のもと、根本的治療としては臓器移植しかないことを知り、慢性腎不全《まんせいじんふぜん》や肝硬変等の肝疾患の患者が、なんとしても助かりたいとの思いで、やむをえず国内での生体移植を選択することが多くなっています。

しかし、生体移植は患者ならびにその家族にたいへんな精神的負担を強いる場合があります。

（1）生体移植とは

生体移植は、生きている人が臓器提供者、ドナーとなる方法です。すなわち、生きている人の臓器の一部を患者に移植します。腎臓、肺、肝臓、小腸が生体移植の対象となります。腎臓は二つあるうちの一つを、肺はドナーの肺の一部（たとえば両親それぞれの肺の一部を患者である子供の左右にそれぞれ移植します）を、肝臓はドナーの肝臓の一部（肝臓は再生力がありますので、切除してもドナーの肝臓の大きさや機能はほぼ元に戻ります）を、小腸もドナーの小腸の一部を患者に移植します。

当然のことながら、心臓は生体移植の対象となりません。

（2）患者と家族の精神的な負担

家族・親族からの提供による生体腎移植や生体部分肝移植《せいたいぶぶんかんいしょく》は健康保険の適用があり、経済的負担は海外での移植と比べて軽いものです。患者と家族にとって大きいのは、むしろ精神的な負担のほうです。

生体移植は、うまくいけばドナーに臓器提供の影響が現れることはほとんどなく、患者も健康な体を取り戻せます。ところが現実には、レシピエントのみならずドナーの予後が悪いケースも数多く報告されています。

一番の問題は、ドナーとなる人の健康な体にメスを入れなくてはならないことにあります。それが、レシピエント、ドナー双方に次のような負担を強いるのです。

［患者の精神的負担］

まだ死にたくない。しかし、家族を傷つけ危険にさらしてまで、自分が助かろうとするのは果たして許されるのだろうか、と悩みます。

［ドナーの不安とプレッシャー］

・本能的な恐怖

どんな人でも体にメスを入れるのには本能的な恐怖心を抱きます。ドナーもまた同じです。これまで、ドナーが死亡したケースは日本では一例のみですが、絶対安全という保証はないのです。

・その後の健康に対する不安

その後の健康不安について完全には否定できません。たとえば生体部分肝移植の場合、肝臓の一部を摘出《てきしゅつ》したあとの影響について「問題なし」とする統計はありませんし、現に体調不良を訴えるドナーのいることが報告されています。

・周囲の目

周囲から、家族を助けるためにはドナーになって当然というプレッシャーがかかります。

【ドナー家族の不安】

患者とドナーの家族は、それぞれがそれぞれの立場で不安を抱えます。例えばドナーの家族は、ドナーに万一のことがあったら、またはドナーとなったことが原因で体に取り返しのつかない影響が出るようなことがあったらと、不安な思いに駆られます。しかし多くの場合、患者とドナーの家族は、互いにそうした不安を口にできません。

なぜなら、もしそうした不安を口にすれば、患者の回復を願っていないのではないかと思われはしないか、と悩みます。そして何よりそれぞれの家族を苦しめるのは、自分がその不安を口にしたことよって移植手術そのものが取りやめになったりすれば、それは大切な家族の死を意味することになるからです。

その結果、悩みをだれにも相談できず抱え込んでしまうため、不安・恐怖はよりいっそう深刻なものになります。

成人間の生体移植では、自らドナーとなることを言い出したわけではなく、血液型や臓器の状態などの医学的な理由でドナー候補に指名される場合があります。そうした場合、ドナー候補となった人にはその瞬間から大きな重圧がかかることになります。

脳死移植が普及していない現状において、生体移植はやむをえない選択ではありますが、医師は、患者と家族の精神的な負担に配慮して十分な説明をし、できるかぎりフォローをしていく必要があります。

たとえ患者と家族からの強い要望で生体移植を行う場合であっても、注意深く患者と家族の精神的なケアにあたってほしいと思うのです。

手術に対する不安、ドナーになる不安

（中津洋平著『死なさない絶対に!!』メディカ出版刊より）

父親の延彦さんがB型肝炎《かんえん》から肝硬変《かんこうへん》になり、肝移植しか助かる途《みち》はないと知った息子の中津洋平さんは、即座に自分がドナーになることを決断します。

入院中の延彦さんのもとを、洋平さん、延彦さんの妻圭子さん、洋平さんの妹綾さん、洋平さんの妻真弓さんらが訪れ、生体部分肝移植を受けるよう説得します。

延彦さんはその場でいったんは了承するものの、さまざまな葛藤に苛《さいな》まれます。

父の決意

「じゃあ、その方法しかないんやったら、そうしよう。黒か白しかないんやろう」

父の意外な言葉に驚いた。私のプロデュースでは、ここで固辞する父を家族全員で説得し、それでも説得しきれず、親戚総出動で父の説得にあたってもらう予定であった。それが、あまりにも簡単に了解してしまった父に拍子抜けをした。

そして、改めて父の偉大さを感じた。

「親父、さすがやな」

「何でや?」

「いや、普通は断るで。僕ら、みんなが、親父は断るやろうから、どうやって説得しようかって考えてたもん。さすがや。こんな短時間で、先生の話を理解して、今回の本質を見抜いたもんな。いや〜すごい」

父の心の内を必死で探って、そんな言葉が出た。

「あのな、部屋に入った瞬間に何かの話があると思ってたよ。それが何かはわからんかったけど……。移植の話が先生から出た時に、お前らの必死な顔の意味がわかった。もし、ここでわしがNOって言ったら、お前が後悔するやろう。顔に書いてある。人は、最後の最後には生きたいと感じる。でも、息子の身体に傷をつけてまでは生きられない。それが本心や。ただな、ここに集まってくれた圭子や綾や真弓ちゃんやお前の顔を見ていると、NOって言われへんねん」

移植こそが唯一の方法であり、私たち家族に笑顔を戻せる方法であると信じ、プロデュースを続けてきた私にとって、父の言葉は最大の援護射撃であった。

この後、父は異常なまでの精神力ですべてのプログラムを乗り越えていったのだが、毎日、ドナーである私のことで悩み通した。病室から飛び降りて自分が死んでしまえば、移植なんてしなくても良いと本気で考え続けた夜もあった。本質を見極めて、潔くYESと返答した父であったが、その後は後悔の嵐に飲みこまれた。

母の日誌：11月29日（金）

私が病院へ行くと、お父さんは「夜になって考えると、どうしても洋平に悪いなぁと思ってしまって……」と泣く。「洋平は、吐血した時に病気に対する自分の無知さを後悔し、お父さんを死なせないと思い、四月に、いずれは移植だと言われてからはずっと自分が提供するって思って、今まで気持ちも変わらずにきている。ここは一つ洋平の気持ちを受け取って前を向いていこうよ。私は、洋平のことよりもそれを了解してくれた真弓ちゃんに対して精一杯サポートしていきたい。来年、みんなで旅行に行って、今回のことを笑って話せるようにしようよ」と言う。また涙。

「お父さんが退院していた時に、六畳の部屋で一人で悩んだり、不安だったり、寂しかったり、怖かったりしてたんだろうと思うけど、私は、移植なんてせずにお父さんの肝臓の調子が上向きになるように、もし、移植することになっても、それが何年も先であるようにと、それればかり思って、一人で強がって、気を張ってやってきた。ヒヤヒヤしながら……。でも最近は、ことあるごとに『良くなったらしばらく淡路島に帰る』って人に言ってる。そんな言葉を聞いて、正直悲しかった。私が一生懸命やっていることは何なの？って思う」と、正直に自分の気持ちを言った。

お父さんは「圭子がしんどそうにしているのを見て、少しでも負担を軽くしようと思ったからや。そりゃ、海を見たい気はあるけど……」と言う。そんなお父さんの言葉を聞いて、気持ちが楽になった。

洋平さんは、生体部分肝移植について、最終的に家族・親族の意思を確認するために二回目の親族会議を開きます。その席上、洋平さんの妹の綾さんがそれまで胸にしまっていた思いを明かします。


「私は、お兄ちゃんみたいに、自分の肝臓を提供するって言う勇気がなかった。結婚のこととか出産のことを考えると怖い。でも、そんなんを考える自分が情けない」

「そんなことないで」

伯母の久美子が泣きながら綾をかばった。

「お父さんには……生きていて欲しい……」

綾の正直な気持ちだった。綾はずっと、提供者になりきれない自分を悔やんでいた。こんな後悔を抱き続けさせた責任は私にある。冗談のつもりで言った、「お兄ちゃんもお母さんもあかんかったら、綾やで」という一言が妹の心に深く刻みこまれていた。

当初から「自分がドナーになる」と決めていた洋平さんですが、不安がまったくないというわけではありませんでした。

〔ドナーになると決めたことを〕後悔しないと約束はしたが、実は心の奥底にはとてもひっかかっていることがあった。それは、何かに書いてあった「一度ドナーになると二度目は不可能」ということだった。

もしも将来、大切な私の家族である妻、娘、息子の肝臓に何らかの疾患が発見された場合、そして、生体肝移植という方法を選択せざるを得ない状況に陥った場合、私は愛する家族を助けるために自らの肝臓を提供することができないのである。そんなことは実際には起こり得ないことかもしれないが、もしもそうなれば私は父への肝臓提供を一生後悔することになるだろう。

＊〔　〕は引用者

洋平さんは妻の真弓さんに、自分が生体肝移植のドナーになることについて、最終確認をします。

妻の真弓にも、

「なあ、いよいよ移植の話が進むと思うねんけど、大丈夫かな？」と最終確認をした。すると、「お父さんには生きていてほしいから、移植に反対する気持ちなんて全然ないよ。でも、手術に対する不安や、あんたがドナーになることに対する不安は正直あるよ。それがどういう種類の不安かはわからない。うまく言えないけど……漠然とした不安やねん。それよりも、お父さんもあんたも、移植してから何年かして、体調が良くなかったり、しんどくなったりすることがきっとあると思うねん。それを、移植をしたからこんなことになったんやって否定的にならんとってほしいねん。特にあんたには。自分で決めたことやし、そんなリスクを知っていてほしい。あんたを支えるのは私の仕事やと思っているけど、何でもかんでも移植のせいにして生きていってほしくない」

生体移植が大変なのは、だれがドナーとなるかという問題だけではありません。生体間の移植はいまや親子間だけでなく、兄弟間さらには夫婦間にまで広がり、ドナー対象の広がりが新たな問題を生んでいるといった側面も実はあるのです。

真弓さんがくしくも言った、ドナーもレシピエントも移植したことを後悔してほしくないとのことばに、移植後のドナーとレシピエント、そして二人を取り巻くそれぞれの家族の微妙な立場が見て取れます。

移植が必ずしも期待した結果に終わらないことも往々にあります。ドナー、レシピエントのどちらか、あるいは双方ともが移植後に体調不良を訴えるというのも少なくはありません。そうしたときに、しばしば体調不良の原因を移植に求めてしまい、臓器提供を行ったことや移植したことを後悔する気持ちにもなるのです。

その影響はドナーとレシピエントの間だけに留まりません。時には双方の家庭、果ては親族までを巻き込み不和の原因となることもあるのです。

生体移植の難しさはここにあります。もちろん、脳死移植に比べドナーが得やすいなど利点はありますが、生体移植ゆえの問題もあることを十二分に、当事者もその家族も、医師も知っておく必要があるでしょう。

3 渡航移植――もうひとつのひずみ

臓器移植法が成立し、日本でも脳死移植ができるようになってから、海外に渡る患者は減ったのでしょうか。生体移植のできない心臓の渡航移植は増え続けているというのが現状です。これは、日本での脳死移植の実現に強い期待をかけていた人たちが、法律施行後も変わらぬ状況に待ちきれず、医療（移植）難民となって海を渡ったのではないかと思います。

しかし、外国に渡り移植を受けるのは、計り知れない労苦を患者と家族に課すことになります。また、受け入れる側の事情にしても、やはり少しずつ変わってきています。かつては日本の患者に対して門戸を開け、受け入れてくださった欧米の国々でも、自国民への配慮――日本の患者への移植はその分自国民の患者のための機会を奪う――から、さまざまな条件を付けるようになってきたからです。それだけ臓器不足が深刻ということでもあります。

私たちは、アメリカをはじめとした外国で移植を行い元気になって帰国した患者とその家族を祝福する一方で、日本の患者を受け入れたことによって移植のチャンスを奪われたその国の患者がいることを、深く心に刻み付けておかなければなりません。

現在、日本人の患者を受け入れていただいているのはアメリカとドイツの二ヶ国のみです。アメリカには五％の外国人枠があり、ドイツにも、南和友日本大学医学部心臓血管外科教授（ドイツ・ボッフム大学永代教授）によると、同様に五％の外国人枠があるそうです。

それとともに、移植に要する費用の高騰も大きな悩みとなっています。何千万、時には億という単位のお金を用意しなければなりませんが、この金額自体とても個人でまかなえるものではありません。多くが募金ということになりますが、募金をお願いすることの迷いや悩み、重圧が患者と家族には常にあるのです。

また、最近とみに問題視されているアジアの国々への渡航移植は、国内は言うに及ばず欧米各国でも移植がますます困難になっている状況を前にして、追い詰められた患者がやむをえず選択したものといえます。

リスクを冒して海を渡り、ことばも通じない場所で不安な時間を過ごし、帰国後は周囲の目を気にしなければならない中に身を置くという点では、募金で海外渡航を目指す患者も、自力で海外渡航をはかる患者もまったく一緒ではないでしょうか。

必要なのは、今の日本の現状を変え、外国に行く人たちがいなくなるような移植医療の体制づくりをするということ、そして移植を待つ患者や家族の身になって考える機会をもつということではないでしょうか。

海外渡航移植という大きな危機

（若林正著「海外臓器移植に伴うストレス」『現代のエスプリ412』至文堂刊より）

若林正さんは、「突発性門脈圧亢進症《とっぱつせいもんみゃくあっこうしんしょう》」という病気を発症、一九九六年一月三一日に母親の由美子さんをドナーとして生体部分肝移植を受けました。一度は元気になりましたが、二年後再発し、海外での再移植を決意します。そして九八年六月一七日マイアミ大学病院において脳死移植を受けました。

その後の経過は順調だったものの、二〇〇四年に悪性リンパ腫《しゅ》を発症してから徐々に体調を崩し、二〇〇五年三月八日逝去。享年三四歳でした。

若林さんの生涯はそのまま闘病の歴史といってもいいかもしれません。また、若林さんは自分の病気と正面から向き合い、果敢に闘いを挑んで決して病気に負けませんでした。

高校時代は、吐血《とけつ》・下血《げけつ》にしばしば苦しみ入退院を繰り返す中で、現役での東大合格を果たしてもいます。

自分の病気についてはとことん納得がいくまで調べあげ、いつしか専門的な話を医師と対等にできるまでになっていたと聞きます。

その一方で、トリオ・ジャパンの運営委員に就任し、臓器移植医療の啓発、移植を必要とする患者の支援活動、講演活動に力を注ぎました。特に、トリオ・ジャパンのホームページの立ち上げとその維持管理、セミナーの企画、冊子の編集など、大きな足跡を残しています。

若林さんは移植医療に関する多くの論文を執筆していますが、ここでは自身の体験をベースにして二〇〇一年に書かれた「海外臓器移植に伴うストレス」を紹介します。


先に本誌に掲載された小論〔「生体肝移植を受けた経験から」〕を執筆していた一九九八年一月下旬は、ちょうど「再移植」という選択肢が眼前に迫りつつある時期であった。しかし、当時は「まだ大丈夫」と思っていた。いや、そう考えようとしていた、といった方が正確かもしれない。年末年始から調子が悪く、動けない日々が続いていた。

また、病気で休学を重ねたために、修士課程の在籍年限の最終年度を迎えて、どうにか修士論文を提出したものの、先の保証はなく、身体的にも社会的にも「後がない」危機的状況に置かれていた。

結局、同年二月下旬には「再移植しかない」ことが確定した。かつ、家族内には医学的に適応する提供者が存在しないことや、国内での脳死肝移植を待つ余裕はないことから、必然的に「海外渡航臓器移植」という選択をすることになった。もちろん、「再移植はしない」という選択肢も存在するし、実際にそのような選択を行う人々もいる。しかし、「再移植が必要になるかもしれない」と言われてから一年以上の猶予があり、ずっとその意味を考え続けられたことや、もしここで自ら生きる可能性を否定すれば、母から生体肝移植を受けたという事実も灰燼に帰すこと、そして周囲の人々から様々な形で励ましを受けてきたことから、「再移植を受ける」ということそれ自体には、さほどの躊躇はなかった。移植についての葛藤は、むしろ最初の移植のときの方が大きかったであろう。それでもやはり、「再移植」という言葉が現実のものとして目の前に突きつけられるまでは、「まだ大丈夫」と必死に問題を先送りにしようとしている私がいた。また、渡航移植に赴くとすれば、その費用について募金活動に頼らざるを得ないこと、そしてそのような活動に友人たちを巻き込まなければならないことは、非常に辛く、頼みづらいことであった。

それまで、国際移植者組織トリオ・ジャパンの活動や、移植関連のメーリングリストなどを通じて、海外渡航移植について様々な話を耳にする機会は多く、実際に患者・家族の方々の相談に応じることも数多くあったが、やはり「話を聴く」ことと「実際に行く」ことの間には、想像を越える断絶があった。そしてこの断絶を言葉で表現し、他者に理解してもらうことの難しさや、海外渡航臓器移植に赴いた一組一組の患者・家族の経験の独自性と固有性を強く実感した。

今回、このような形で再び執筆の機会をいただいたものの、この「断絶」や「個別性」をどこまで言葉で表現できるのかについては心許ない限りである。また、既に再移植後三年以上が経過しているが、未だに自らの経験を客観視することにはいくばくかの困難を感じている。その一方で、患者・家族が置かれている現在の状況をもっとよく理解してほしいという思いや、自らの経験を何らかの形で役立てたいという思いも強く、不十分ながらも可能な限りの言語化の努力をして、伝えるべきことを伝えられたらと考えている。

本論の表題は「海外渡航臓器移植に伴うストレス」であるが、以下に述べる問題点の多くは、国内における臓器移植にも共通するものであり、臓器提供が極めて少ない我が国では、むしろ一層深刻な問題となっているものもある。また、海外渡航臓器移植の場合、移植を受ける国や地域、施設、あるいは、本人の病状や待機期間、家族など、様々な要素が複雑に絡み合っているため、一般論を述べることは困難であるが、症例数が少ないことから、プライバシーの観点から鑑みて、軽々に個々の事例を取り上げることも好ましくないので、筆者自身の経験や、トリオ・ジャパンでの経験を元に、一般的な海外渡航臓器移植の流れを追っていく形とした。

渡航に至るまで

1．移植という選択肢

「移植以外に治療法がなく、かつ、移植の適応の可能性がある」ことがわかった時点から、患者・家族の旅は始まる。医師にそう告げられることもあれば、患者・家族が自ら治療法を探し求めて、最近ではインターネットを通じて支援団体にたどりつくことも多い。国内で脳死臓器移植が行われるようになった今でも、医師の中には自らの専門である臓器の移植についてさえ正確な情報を持ち合わせていない者もいる。その一方で、伝えることの意味やその後のフォローを考えずに、無責任に告知する者もいる。

患者本人が小児であっても成人であっても、家族だけが本当の病状や予後を知っていて、本人は知らされていない場合もある。この場合はいつ告げるべきかということが、家族の中で問題になる。当然のことながら、移植に臨む際には、基本的には本人が自分の病状を正確に認識し、移植という医療についてよく理解していることが前提となる。

残念ながら、子どもへのインフォームド・コンセントについては、家族の側も医療従事者の側も理解が進んでいないのが現状である。渡航移植に際し、両親にきちんと説明するよう促しても、「そんな残酷なことをしなければならないんですか」と訊き返されることもある。一時的には大きなショックを受けたとしても、長期的にみれば、ウソはつかずに正直に伝えておいた方がよい。

さらに困難なのが、思春期の子どもたちである。突然病気について、移植について、真実を知らされれば裏切られたように感じるし、長い間病気で、つかの間の学校生活においてもいじめを受け、病院でも楽しみがなく過ごしてきたような場合には、移植に積極的な意味を見出せなくなっている。特に両親の関係に不和があり、移植に対する姿勢にも温度差がある場合には、移植について冷静に考えられるような環境やサポートを提供することは困難である。

　末期心疾患の子どもの場合は、国内での移植が事実上不可能であることから、海外渡航移植に踏み切るか、移植をしないかという二者択一となるが、成人の場合は移植をするにしても、国内で移植を待つか、海外に赴くのか、思い悩むことになる。補助《ほじょ》人工心臓《じんこうしんぞう》を装着《そうちゃく》する前に臓器移植を考えるのか否かも問題になるし、最近では拡張《かくちょう》型心筋症《がたしんきんしょう》の場合、Batista《バチスタ》手術という選択肢も加わってくる。（Batista手術については、NHKの「プロジェクトX」ではプラスの面ばかりが強調されていたが、学会でも意見の分かれるところである。実際、術後急遽渡航心臓移植を迫られた患者も複数存在することから、説明や適応にはさらに慎重を期すべきであろう）。

　こうした複雑な状況の下で、素人である患者・家族が意思決定を行うのは非常に困難であるが、必ずしも十分な説明やサポートが行われているわけではないので、医療従事者の個人的な考えが押しつけられたり（患者・家族がそれを求める節もあるが）、家族内での意思統一に困難を来たしたりすることが多い。

とはいえ、医療従事者の側も、安易に海外での移植を奨めることも、国内での移植を待つように奨めることもできない。そして、同じ病棟の中に、国内での移植の待機患者、海外渡航移植の待機患者、もはや移植の適応にはならない患者が存在するという状況に直面し、どう対処していけばよいのか、判断を迫られることになる。

2．海外渡航移植という選択肢

いざ海外渡航移植と言っても、諸外国でも移植希望者数の増加と適応拡大のため、臓器移植の待機期間は年々長期化している。このため、海外施設での外国人患者の受け入れは至極限定されており、一部の医師の個人的な努力に頼っているのが現状で、海外への窓口はごく限られている。仲介に当たる医師の負担は相当なものであり、独自のコネクションやノウハウを必要とするが、これらは日常の業務外のボランティアである（本来は我が国で諸外国と同様に移植が受けられるようにする責任は医師にあったのだから、当然のことだと見なす向きもあるが）。

海外渡航移植で大きな壁となるのが、費用の問題である。当然のことながら、健康保険は適用されないので、心臓移植などでは、億を超える費用がかかることも珍しくない。これは一般市民には到底まかなえない金額であり、移植に赴くとすれば、通常は募金活動に頼らざるを得ない。

金額や状況によっては、自費でまかなうのか、募金に踏み切るのか、悩ましい場合もある。遺伝性や感染性の疾患の場合、あるいはそうでなくても、身内に病人を抱えていることを周囲に知られたくないがために、親族が募金や移植に反対する場合もある。

いずれにしても、ビザ取得のためにも、移植を受けるためにも、渡航前に支払い能力があることを証明する必要があるので、臓器や病状によっては短期間に数千万円単位の金額を預託金として用意しなければならない。その金額は施設や病状によって異なるが、重症であればあるほど高額になることが多い。

アメリカのICUで人工心肺が必要な状態が続けば、毎日二、三〇〇万円の費用がかかるので、当初の預託金では間に合わない場合もある。しかし、外国籍の患者を制限付きながらも（各施設年間実施数の五パーセント以内）公に受け入れているアメリカ以外では、心臓や肺の移植を引き受けてくれる施設はほとんどない。また、費用は高額ながらも、受け入れられて移植待機リストに載れば、外国人であるということで移植の順位に差がつくことはない。

一方、オーストラリアの施設は、外国からの患者を積極的に受け入れていて、費用が比較的安く、再移植となっても同じ定額であることから、日本人患者が集中している。しかし、自国の患者が優先されることから、待機期間が長い。

このように費用の問題は、移植の緊急性や、移植実施施設の選定とも絡む非常に複雑な問題となる。予定していた施設が様々な事情で受け入れ不可能になって、予定施設が二転三転することもあり、このような場合には本人や家族が「だまされているのでは」と猜疑心を強め、「もう本人と一緒に死ぬしかない」と激しく動揺することもある。このような場合には、トリオ・ジャパンのような第三者が支持的に患者・家族に関わり、現在の状況について客観的な情報を伝えることが役に立つであろう。

3. 募金をめぐる問題

本人や家族は、募金をしてもよいのか、募金が本当に集まるのか、移植に行けたとしても本当に元気になって帰って来られるのかと思い悩む。さらに家族には、渡航に関連して、パスポートやビザ、渡航手段の確保、生活の準備などやるべきことがたくさんある。何もかも初めての経験であるかもしれない。これら全てを、本人が死に瀕しているという危機的な状況の中で行わなければならない。

トリオ・ジャパンでは、募金を行う場合には、家族以外の方が代表者となって支援会を結成し、募金活動を行うようお願いしている。家族が患者本人のケアや、渡航の準備に専念できるようにすると共に、金銭にまつわるトラブルが起こらないようにするためである。

支援会の代表者としては、本人や家族が何でも言えるような友人で、本人のために尽力してくれる人が望ましいが、地域の有力者や地位や肩書きに頼ろうとする家族もいる。そのような代表者が選ばれてしまった場合には、地位を利用して協力してくれるものと考えている家族と、名義を貸しただけだと考えていたり、本業に忙しかったりする代表者との間にギャップが生じて、家族が募金にも奔走する羽目になり、燃え尽きてしまったり、心労や過労で倒れてしまったりする。

実際に募金を始める前には、必ず担当医（紹介医師）が移植実施施設に患者の医療情報を送付し、移植待機患者としての受け入れ承諾書と、預託金（デポジット）の請求書をいずれも文書で受けとった上で、募金活動を開始していただくようにする。そうしなければ、適切な目標金額を設定することはできないし、受け入れが口約束でなされていたりすれば、後々トラブルの元になるからである。

「募金でどこまでの範囲の費用をまかなうのか」については議論のあるところである。「普通、生活費は誰でもかかるのだから、募金でまかなうのは医療費だけにすべきであり、残りの費用は家屋敷を売ってでも自己負担すべきだ」という論理を展開する支援者や医療従事者も存在する。これはこれで一つの考え方であろう。また、誰が本人に付き添っていくのか、その費用をどうするかという問題も浮上する。付き添いは一人だけにして費用を最小限にするという考え方もあるだろうし、生死の境にあるのだから、家族全員で行くという考え方もあるだろう。

しかし、母子家庭で親子二人だけの家族に対し、「お母さんは日本で働いて少しでも稼ぎ、本人はボランティアの人に付き添ってもらいなさい」と告げたり、夫婦で赴いている患者・家族に対し、「手術は終わったし、もういても仕方がないから、(付き添いの家族は)帰りなさい」とまで言うのはいかがなものであろうか。前者のケースでは、付き添ったボランティアは全くの素人であり、英語ができるわけでも医療のことがわかるわけでもなく、現地でも身動きが取れず、見かねた現地のボランティアから問い合わせが来たほどであった。

トリオ・ジャパンが関わる場合には、様々な考え方があることを伝えた上で、家族の渡航費・滞在費を含めた全ての費用を募金でまかなうようにと伝えている。これは、本来臓器移植は国内で健康保険の適用下で受けられるべきものであること、渡航移植という過酷な状況では、家族のサポートが不可欠であり、それが術後の回復にも影響するであろうこと、そして帰国後には元通りの生活に戻る必要があることによる。とはいえ、これを拡大解釈してしまう家族もいれば、必要以上に神経質になってしまう家族もいるので、その辺りは十分見極めながら、適切なアドバイスをする必要がある。

本人が子どもで、特に幼いきょうだいがいる場合には、その子どもも連れて行ってもよいことを伝えている。重い病気や移植は、他のきょうだいにも大きな影響を与える。典型的な例では、母親は病気の子どもにかかりきりになり、父親はその医療費や諸経費を稼ぐために仕事に没頭する。このとき、両親共に、どうしても他のきょうだいへの関わりが薄くなる。さらに海外渡航臓器移植となって、両親が病気の子どもに付き添っていく場合には、その子がどういう状態にあって、どうなるのかということがはっきりと認識できない年齢であれば、やはり一緒に付いていって、一緒に時を過ごした方がよいであろう。

あるいは、本人が成人で、嫁と姑が付き添っていくことになれば、場合によっては本人をめぐる嫁姑関係が問題をややこしくさせかねない。乳飲み子がいる場合などには、誰が付き添っていくか、子どもの面倒を誰が見るのかについて、困難な選択を迫られることになる。

募金については、最終的には家族や支援会のモラル、そして支援団体としての筆者らの関わりが問われることになる。特に小さな子どもの場合、驚くべき速度で大金が集まってくるために、関係者は不思議な気持ちにとらわれるかもしれない。募金の管理という点からも、支援会の役割は非常に重要である。

4．渡航準備

募金も集まり、いざ渡航ということになっても、飛行機の座席に座れる患者であればさほど困難はないが、ストレッチャーで搬送する必要性のある患者もいる。補助人工心臓等の医療用電子機器を飛行機内で利用する際には、安全性のチェックや電源の準備が必要なこともある。こうした問題が渡航直前に浮上して、渡航が危ぶまれたケースもあった。患者が重症であれば、複数名の医師やナースが二十四時間体制でケアを行う必要があるかもしれない。こうした事態に対応するためには、病院や支援会のスタッフに加えて、理解のある旅行代理店や、医療機器メーカー、航空会社とも綿密な打ち合わせが必要となる。

渡航後

海外渡航が初めての経験であれば、新しい土地での生活基盤の確立は本人や家族にとって大きな問題となる。誰もが想像するように、気候や生活習慣、食事や言葉の違いなど、戸惑うことばかりである。

水まわりや空調の故障など、日常生活においても、あるいは急な腹痛や体調不良など、医療を受ける上でも、あらゆる場面で言葉の壁にぶつかる。たとえ現地語を十分に理解し、日常生活には困らなくても、病状を示す言葉や医学用語はわからないかもしれない。

筆者が滞在していたマイアミでは、時間感覚の違いに閉口した。朝の検査が夜に延びることも、レントゲン一枚に二時間かかることも珍しくはなかった。術後の呼吸機能のリハビリ担当者は深夜でも構わず訪れた。免疫抑制剤《めんえきよくせいざい》の副作用で全く眠れず、不穏な状態であったので、余計辛かった。

あるいは、オーストラリアのように、日本人の患者・家族がまとまって生活しているところでは、良いこともあれば、悪いこともある。助け合い、経験を伝えていくことが可能である反面、限られた人間関係の中で、些細なことが大きな問題に発展することもある。例えば、血液型や病状により、移植の順番が前後することがあると頭ではわかっていても、いざそうした場面になって、我が子の病状が思わしくなければ、そう簡単には割り切れないかもしれない。

渡航先にはたいてい日本人の医師が在職していたり、留学していたりするが、言葉の通じない見知らぬ土地で、末期患者を抱えた家族には行き場もなく、やはりこうした医師に頼りきりになることが多い。こうした医師やその家族の負担は非常に大きく、支援しだせばきりがない。

逆に、渡航先に日本人医師がいても、移植という医療の性質上、緊急手術などで非常に忙しいため、患者の調子が悪くなっても連絡がとれずに、コーディネーターに現地語で連絡するなどして、自力で対処しなければならないかもしれない。どこでどのように線を引くかという問題は、ケアをする側にとっても、ケアを受ける側にとっても問題となる。

移植までの待機期間は人それぞれであり、到着した翌日に移植になる人もいれば、一年半も待って、すれすれのところで移植になる人もいる。残念ながら、渡航直前、渡航後の待機中、あるいは移植後に亡くなる人もいる。

移植が必要な末期患者である以上、待機期間が長引けば、本人の容態は次第に悪化する。病状は次第に耐えがたい苦痛に変わってくるので、呼び出しを心待ちにするが、呼び出しがあっても、提供された臓器の状態などの条件によっては、実際に移植が行われるとは限らない。「空振り」が重なれば、本当に移植が受けられるのかどうか不安が高まる。一方で、脳死臓器移植の場合は、誰かが亡くなることによって初めて提供が成立するのであるから、願ってはいないものの、結果的には誰かの死を待つことになることは否めない。筆者が募金に頼って渡航し、テレビのコマーシャルで難民の子どもを救うキャンペーンや、フォスター・ペアレントの広告を目にしたときは複雑な気分になった。もし移植が間に合わなかったとしたら、日本では臓器や組織の提供のシステムは未確立だけど、ここアメリカならスムーズかな、と考えたりもした。日本人だから、あるいは外国から移植を受けに来たからということで、現地で直接後ろ指を指されるようなことは全くなく、一様に病状を気遣ってくれたことはありがたかった。しかし、到着早々注意された通り、病院や住居の近くが危険な地域であることが肌で感じられて、ここは日本ではないのだと思った。

移植待機患者は、移植を受ける臓器のみならず、他臓器にも合併症《がっぺいしょう》が及んでいることが多く、場合によっては待機中に複数の臓器の移植が必要になることもある。本人は迫り来る死について考えるかもしれないし、それを懸命に否定しようとするかもしれない。様々な身体症状のために、精神的にも不安定になり、不眠を訴えたり、不穏になったりもする。さらに病状が悪化すれば、あるいは渡航直後から、病院に入院したまま移植を待ち続けなければならない。こうした本人の容態を見守りつつ、異国の地での生活を支えていかなければならない家族の負担は想像を絶するものである。

日本に残っている家族にとっても、遠くはなれた場所にいる患者や家族の様子は心配であろうし、募金を行っている場合には、状況を支援者に説明していかなければならない。日本に残っている家族と、渡航した本人や家族との間には、緊密な連絡が必要になるが、現在では安価なインターネットや国際電話が活用できる。それでも、「募金に頼っているから」などということで、極度に制限を加えると、かえって様々な問題が生じるかもしれない。

海外渡航臓器移植という大きな危機に際して、夫婦や家族の関係やその意味が改めて問い直されることになる。離ればなれになっている夫婦の間の意思疎通がうまくいかず、母子二人の心細い移植待機中の生活の状況が日本に残った父に理解できなければ、移植前も仕事に熱心で疎遠になりがちであった父と母子の距離はますます遠くなる。あるいは、出口のない移植待機中の生活に疲れた夫婦が、帰国後徐々に亀裂が大きくなって、破綻に至ることもある。患者や家族が、移植という危機以前から精神疾患や、あるいは独自の性格特性や価値観、人間関係を有していたのか否かは、対応を考慮する上で重要な要素となる。

移植後は、日本のように完全に回復するまで入院し続けられることはなく、問題がなければ即座に退院となる。病院にいた方が安心だという患者や家族にとっては、このような扱いには驚くだろう。また、移植後どの程度滞在するかについて、早く帰りたいという思いと、現地にいた方が安心だという思いの間で揺れ動くかもしれない。

帰国後の生活

帰国後は「普通の生活」ができるようになることが望ましいが、免疫抑制剤を服用し続けなければならないことや、定期的な通院が必要であることはずっと変わらない。移植を受けた当初は、以前には考えられなかった「健康」を享受し、喜びに満ちた日々が続くかもしれないが、それが「当たり前」になれば、細かな問題が次第に大きな不満になってくる。たとえば、多毛や脱毛、にきびなど免疫抑制剤の副作用が気になって、身動きが取れなくなってしまうことがある。特に、健康面には問題がないのに、希望しても就学や就労などの社会復帰がスムーズにいかない場合や、成長して思春期を迎えた場合には、このような副作用に怒り、免疫抑制剤の服用を中止してしまうこともある。

逆に、本人は健康で社会生活にも問題がないのにもかかわらず、たとえば、母親が過度の不安や心配を抱き続けて、本人や他の家族が対処に苦慮することもある。

移植を受けたとき幼い子どもであった場合は、どの時点で自己管理させるようにするかということも問題になる。子どもの自立性を奪い続けるのは発達上望ましくないし、かといって前述したような問題が起こらないとも限らない。

海外渡航移植を受けたということに対する周囲の目や、自分は移植を受けた「特別な」存在であるという意識や、そこから生まれる使命感は、本人や家族にプラスの作用をもたらすこともあれば、マイナスの作用をもたらすこともある。これがうまく生かされれば、ボランティア活動等に経験が活きるであろうし、逆に移植を受けたことで自分に特別な能力があると勘違いすれば、社会との接点において歯車がかみ合わないという事態が生じてくる。

こうした様々な問題について、移植を受けた本人や家族が自らの気持ちを打ち明けたり、わかちあったりすることができるような関係や場が、医療やソーシャル・サポートの一環として提供されることが望まれる。

おわりに

海外渡航臓器移植を実際に行うことは極めて困難なことではあるが、ごく一部を除いては、全て脳死者からの提供に基づく移植であり、以前論じたような生体臓器移植の提供者をめぐる家族内の問題や、提供者の安全性についての懸念は生じない。最近では、特に生体肝移植については、適応疾患が拡がっているだけでなく、提供する親族の範囲が拡がっており、いとこなど三親等を超える親族や、夫婦関係を越える非血縁者の親族、未成年者からの提供が行われている。移植が無事に行われて、患者も提供者も順調であればよいが、患者が死亡したり、提供者の体調が長期的に優れなかったりする場合には、強い悲嘆や苦悩が生じ、場合によっては家族関係まで危機に陥る。提供者の安全性については、国内での死亡例はないことが強調されるばかりで、これらの問題症例については、学会で報告されることも、メディアに取り上げられることもないが、医療の品質管理やアフターケアがない現状は到底肯定できない。

我が国では、「脳死」や「臓器移植」に対する反対論は依然として根強く、移植を受けている者としては自らの存在が否定されるように感じられることもあるほどである。

しかし、このような生体臓器移植の問題点や、海外渡航臓器移植のストレスを考慮すると、現在のようにカードの記入不備で提供ができないとか、子どもの臓器提供が事実上不可能であるといった事態を早急に見直し、諸外国と同様に、家族の忖度《そんたく》により臓器提供が行えるようにして、子どもも大人も同様に、臓器提供と臓器移植の双方の機会が得られるようになることが望まれる。

これに並行して、我が国の救急医療体制や、臓器提供者の遺族の方々へのケアやサポートを充実させると共に、生体臓器移植も含めて、移植医療に関する正確なデータを公開して、一般市民に理解を深めてもらうことが不可欠である。

＊〔　〕は引用者

渡航移植を行う患者や家族が、いかに厳しい重圧に曝され、苛酷な状況に置かれているか、わかっていただけたと思います。

若林さんの個別の体験については、残念ながらそれほど多くは語られていませんが、「渡航後」のこととして書かれている中に、渡航移植ゆえの問題点が見えてきます。たとえば、環境の変化に対応することの難しさ、待機期間が長引く患者の心理、そしてそれを見守らなければならない家族の負担などです。

伺った話では、実際、食事については味覚が合わず、食材探しに慣れない土地をバスやタクシーで走り回ったり、さらには待機も長引くなど、いろんな体験をされたそうです。

また待機自体は二ヶ月と、特別長くはなかったものの、渡航のタイミングとしては遅かったこと、一ヶ月くらいでドナーが出るだろうと聞かされていたこともあり、その期間を過ぎると次第に焦りが強くなった、とのことです。また、全身のかゆみから眠れない日がすでに何日も続いていたこともあって、とても辛い状態であったそうです。

帰国するまで、母親の由美子さんがずっと付き添いましたが、手術のときにはちょうど仕事の都合で父親の滋さんが帰国していた事情もあって、由美子さんひとりで対応したようです。移植後は順調な回復を見せ、渡航からおよそ半年で帰国となりました。

帰国後は以前にも増して、移植の相談に親身に応対する正さんの姿がありました。自ら体験することで海外での移植の大変さがわかるとともに、その体験をこれから移植に行く人たちの役に立てたいという思いが大きかったのではないか、とご家族は語っています。

それは突然やってきた——移植までの果てしない日々
（萩原正人著『僕は、これほどまで生きたかった。』扶桑社刊より）

萩原正人さんは、お笑い芸人として元気に活動していました。ところが一九九八年五月、発熱したため訪れた病院で肝硬変と診断されたのです。持病のB型ウイルスによる慢性肝炎の悪化によるものでした。

正人さんは、食道静脈瘤《しょくどうじょうみゃくりゅう》破裂《はれつ》による吐血や肝性脳症《かんせいのうしょう》を発症し、すっかり気落ちして死の影におびえる日々を送っていました。

そんな正人さんを、同じ芸能プロダクションに所属する爆笑問題の太田光《おおたひかり》さんは、「肝移植を受ければ助かる可能性があるので、絶対諦めるな」と励します。

海外での移植の最大のハードルであった資金面の問題は、故郷の友人たちが募金活動に奔走し、何とかクリアすることができました。

九九年八月一一日、日本に残すことになった息子、小学一年生の広空《ひろたか》くんに心を残しながら、正人さんは妻の富美恵さんとともにアメリカのテキサス州ダラスにあるベイラー大学メディカルセンターに出発したのです。

夫妻にとってそれまでも辛い道のりでしたが、渡米してから本当の試練が待っていると は知る由もありません。

正人さんの待機期間は実に八ヶ月半にも及び、その間肝性脳症を度々おこすなど病状は悪化の一途をたどり、ついには腎不全を併発《へいはつ》、肝臓だけでなく腎臓の移植も必要となってしまったのです。

待機している間の苦悩は、移植にはつきものでありましょう。けれども、国内で移植を受けられたなら、これほどまで苦しむことはないのではないかと思わざるをえません。

二〇〇〇年四月二七日、正人さんは肝臓と腎臓の同時移植を受け、広空くんとの再会を果たしますが、そこに至るまでの長い日々を正人さんはどのような心境で過ごしたのでしょうか。また、次から次とやって来る試練に対して富美恵さんはどのようにして耐え、乗り越えていったのでしょうか。


何かあれば、コーディネーターに連絡するようにと説明を受けたが、電話での会話なんて自信がない。英会話の何が難しいかといえば、ヒアリングに発音だ。

とりあえずコーディネーターのブレンダさんに、メールを出す。日本から、愛用のノートパソコンを持ち込み、ネット環境をつくってあるのだ。妻にメールチェックを頼んでおく。

「ちょくちょく見てて。オレ寒気がするからベッドに戻る」

そのまま寝てしまったのだろう、目が覚めたら昼過ぎだった。

「全然メールの返事が来ないよ。メールチェックしてるのかな」

妻がイライラした口調で話しかける。

「すごく体が熱いよ」

熱を測ってもらうと、四〇度近くまで上がっていた。おまけに下痢がひどい。こんなときに相談できる野村さんは、もういない。

ここが日本だったら……。

もうひるんでいる場合ではない。ブレンダさんに連絡をとるしか解決策はないのだ。勇気をだして電話する。

彼女はオフィスにいた。

知っている単語を並べる。文法も発音も無視。とにかく熱が出たとまくしたてる。

彼女は、オレの説明に「オーケー」と相づちをうっている。どうやら、英語が通じているらしい。彼女は事情を了解したのか、「また後で」と電話を切った。

それから待つこと数十分、電話のベルが鳴る。

(ブレンダさんだ!)

慌てて受話器を上げる。

「ハロー!」

「こんにちは、丸橋ですけど。どうしました、大丈夫ですか?」

電話の主は、日本から移植の研修に来ている丸橋先生だった。

先生によれば、コーディネーターのブレンダさんから連絡があり「ハギワラが何か言っているけど、わからないので聞いてもらえる?」とのことだった。

結局、英語は通じてなかったのだ。丸橋先生にお願いして、Dr.クリッピンと連絡を取り合ってもらう。

その結果、とりあえず市販の解熱剤を飲んで様子を見てくださいとのことだった。四時間おきに薬を飲む。妻が氷枕をかえてくれる。夜中に熱を測ったら、平熱まで下がっていた。

ちょっとした発熱なのにこの騒ぎだ。言葉が不自由なだけで、どれだけハンデがあるか身に沁みてわかった。

腎移植も必要と告げられたのは、渡米後四ヶ月を経過した一二月のことでした。そのときの絶望的な気持ちを慰めてくれたのは、病院のスタッフの優しさでした。

悪いニュース

翌日の午後、Dr.コラーゾと腎臓医の一団が大挙してやってきた。丸橋先生も一緒だった。丸橋先生が、重そうな口を開く。

「萩原さん、悪いニュースがあります。腎臓の検査が思いがけず悪く、腎臓も移植が必要になる可能性があります」

（えっ……）

コラーゾ先生が言う。

「Dr.クリッピンと相談して、最終的な判断をする」

それだけ告げると、みんな部屋から出て行った。オレはあまりの衝撃的な話に茫然自失だ。

（ちょっと待ってよ、今のは冗談でしょ）

妻に助けを求め、彼女のほうを振り返る。妻はベッドの横に座りながら窓の外を見つめていた。目許に涙が光っている。

オレは正面をじっと見据えた。なんとも言えない気分だった。

（世の中、うまくいかねーな）

部屋には、おばさんのナースが一人残っていた。彼女がオレと妻の手を握り、

「大丈夫、大丈夫」って励ましてくれる。

妻に見せちゃいけない涙がこぼれだす。病室の時間が止まったかのように誰も身動きもしない。

その静寂を打ち切ったのは妻だった。

「パパ、また頑張ろう！　大丈夫だよ、ここまで頑張ったんだから」

たしかにそうだ。何が起きてもすべて前向きに考えるしかないのだ。

「……そうだな」

妻に励まされ、とにかく前に進むことを決める。

こうなると心配なのは、お金のことだった。妻が経理のアリスンさんのオフィスへ出向き相談する。

事情を聞いたアリスンさんが心配して病室まで見舞いに来てくれる。

アリスンさんは、何も心配するなと言ってくれた。

今の時点でデポジット（前払い金）の追加請求はないとの話だ。すべては、元気になってから考えてくれればいいと言ってくれた。

静かな夜がやってきた。妻と二人会話もなく重たい時間が流れる。腎臓のことは忘れようとしても考えてしまう。

（移植の待機期間は延びるのか……、手術の成功率はどうなのだろう……、そもそも肝臓が、そこまで持つのか……）

考えてもきりがないことばかりが、頭の中で渦を巻く。そこへ、病室の扉をノックする音がした。

「……はい」

妻が力なく立ち上がる。オレはベッドの中で、扉に背を向け寝たふりをする。

「グッイブニング！」

それはアリスンさんだった。「えっ」と驚きベッドの上から振り返る。

彼女はオレたちを励ますために、寿司を差し入れにきてくれたのだ。

「移植は体力。寿司なら食べられる？」

病院の一室で、夜更けの寿司パーティーが始まった。

（なんでこの人こんなに優しいんだろ）

感謝の気持ちがうまく伝えられず、言葉の通じぬもどかしさを感じる。

寿司パーティーでは、ポパイの話で盛り上がった。アリスンさんが聞いてくる。

「ポパイはほうれん草を食べて元気になるが、日本人は寿司を食べると元気になるか？」
「いいえ。そんな物より、こんな優しい励ましが、なにより元気づけられます」
そう答えたかったが、オレたちの英語力では無理だった。

アパートでの待機中、正人さんは体調を崩し、末期肝硬変の特有の症状である肝性脳症にみまわれます。肝性脳症とは、血中のアンモニアを肝臓が処理できず、脳にアンモニアがまわってしまうことによって起きます。そのために意識を失い、場合によっては昏睡《こんすい》状態になることがあります。

正人さんが肝性脳症となっている間、妻の富美恵さんは不安と闘いながらひとりで対処しなければなりませんでした。

＊妻の日記＊
12月21日（火）

深夜、またしてもパパがおかしな行動をとりはじめる。トイレに行ったかと思うと戻ってくる。便意をもようしているらしいのだが、便器がどこなのかわからないようだ。

ベッドに腰掛け、パパが少し力んだ。

（あっ、やばい！）と思ったときには、遅かった。

パパをベッドから降ろす。床に座り込んだパパが、そのまま失禁する。無理矢理バスルームに連れていき、便座に腰掛けさせる。

私がベッドを掃除していると、バスルームからゴンと大きな音がする。何が起きたのかと思い、バスルームに飛び込むと、バスのカーテンはちぎられて落ち、パパは便器の横で倒れていた。「大丈夫！」と走り寄ると、パパは焦点の定まらない目で立ち上がり、フラフラしている。

（これはヤバイ！　緊急事態だ！）

救急車を呼ぼうにも電話の所までいけなかった。後ろには壁、前には便座、横にはバスがあり倒れたら危ない。

なんとかパパを床に座らせ電話をする。

警官四人と救急隊員二人が来てくれた。

事情を説明するが、言葉が通じない。警官はドラッグ中毒患者とでも思ったのか、バスルームの引き出しから棚の扉まで開けて調べ始める。もう一人の警官は汗を流しながら、立ち上がろうとするパパを必死で押さえつける。「ちょっと、ちょっと待てよ！」とパパが怒鳴りちらし、私のほうを見る。しかし、目が飛んでいる。

私は必死に説明する。救急隊員の人がわかってくれたらしい。

みんなでパパのことを救急車に移動させる。その間、私は救急隊員に病状などを説明する。

ＥＲに着くと、さっそく処置が始まった。

尿道に管を通し、鼻には細い管が入る。目は閉じっ放し、たまに開けても目の色が違う。黒目と白目が混じった感じ。そして、パパは昏睡状態になってしまった。

丸橋先生が来てくれた。

説明によると、「明日になっても昏睡が続くようなら、ステータス２Ａに変わる可能性が大きく、リストのトップになるかもしれない」ということだった。

（移植リストのトップ！）

しかし、気分はものすごく複雑だった。

移植のトップになることを望んで、これまで待っていた。でもこのままじゃ心配だから、早く意識が回復してほしい。

今度は本格的なＩＣＵなので、面会時間が制限されている。

昨日から一睡もしていなかった私は、看護婦さんの心遣いで家に帰り休むことにした。

少しでも変化があったら連絡をくれるという。

ＩＣＵのベッドに横たわるパパに「ひろくんにもうすぐ会えるからね」と声をかけたら、少しだけ反応した。明日もひろくんのことをたくさん話そう！

神様、もし今夜電話が鳴るなら、よい知らせだけにしてください。


一度は、肝性脳症のため移植待機リストのトップになった正人さんでしたが、体調を持ち直したため、またリストの順位は十番台に下がってしまいます。正人さんは、不安と焦りで次第に追い詰められていきました。

もう待てない……

一日が終わる。カレンダーの日付を一つ、マジックで塗りつぶす。その先には、いつまで待てばいいかも知らぬ、果てしない日々が続く。

いつ途切れてもおかしくない明日。その恐怖に怯えながら目をつむる。

渡米前、医師に宣告された。

「余命、半年だね」

当時は、それが悪い冗談とも思えるほど気持ちは元気だった。アメリカに来たばかりの頃は、妻と日本に帰国してからの夢も語りあえた。移植が失敗するなんて、これっぽっちも考えてなかったし、まさか移植に間に合わないほど体がボロボロになるなんて想像もしなかった。

もはや限界だった。

移植なんて挑戦した自分を呪った。日本で友人や家族に見守られ死んだ方がましだったと後悔した。そして自分の葬式を想像した。

ベッドの中で一人、おもいっきり弱音を吐いて、「それでもまだ生きてるんだ、明日はあるんだ、負けてないんだ」と自分で自分を励ました。

コーディネーターのブレンダさんに、今の移植順番を聞いた。

「血液型O型での待機順番リストの、一二番だ」

……一二番。渡米したときが二三番、あれから六カ月がたっていた。

これまで、誰にも言わなかった、お願いもしなかった一言がある。言っても相手を困らせるだけだし、潔い態度ではないと思っていたからだ。

「お願いします。もう待てません。このままじゃ死んでしまいます。もう限界なんです」

こんな弱音を、Dr.クリッピンに漏らした。

Dr.クリッピンは驚き、悲しそうな顔をしてみせた。それは初めて見せた表情だった。誰よりオレの体の状態を知っていたのは彼だった。

これは後日聞いた話だ。

当時Dr.クリッピンは、こう思っていた。

「もしかしたら萩原は移植まで体がもたないかもしれない」

もちろん、そんなことを患者のオレに伝えるはずはない。

診察で会えば、「元気そうじゃないか」と笑顔で手を差し出し、オレもそれに応え、笑顔で大きな手を握り返していた。

それが、あまりにも暗い顔で、こんなことを言い出したので驚いただろう。

Dr.クリッピンは、どうすることもできなかった。移植の順番は、一個人のドクターの意思では動かせるものではない。

彼は悲しそうに、診察室のカレンダーをめくる。

三月、その日付を眺め彼は一言告げる。

「私にはわからない」

そして四月、答えはやはり同じだった。

「すまない。私にはわからない」

続いて五月のカレンダーをめくったときだ。彼はこう呟いた。

「もしかしたら」

これは、オレに希望を持たせるための一言だったのかもしれない。

彼が英語で言った単語は「MAY BE」。もしかしたら、多分といった推量の言葉だ。

彼はこちらに向き直り、オレの目を見つめ笑顔で言った。

「MAY BE」

オレはDr.クリッピンを信じていた。


四月二五日、丸橋先生が病室を訪れ、ついに人工透析《じんこうとうせき》に頼らざるをえなくなったことを告げました。正人さんはますます不安を募らせ、コーディネーターに待機リストの現在の順位を尋ねます。


先生が病室を去ったあと、コーディネーターのブレンダさんに連絡を入れ、待機順番の確認を取った。今すぐに知りたかった。

ブレンダさんが病室まで来てくれた。そして申し訳なさそうな顔でこう告げる。

「あなたの順位は、まだ一〇番前後なの」

期待はしていなかったが、最悪の答えだった。移植順番にさしたる変化がない。渡米直後の、移植についての説明会で教えてもらった。

「移植の順位が高くなると、ポケベルを渡されます。いよいよ移植も近いということです」

妻と二人でその日を待ちわびていた……。ここまで頑張ったのに……。

「早くポケベルが貰えるといいな」

それが妻の口ぐせだった。

きっとそれも、まだまだ先のことだろう。もしかしたら、ポケベルを持つことなくすべてが終わるのかもしれない。

そんなことを考えていたとき、妻がブレンダさんに言った。

「私は今すぐポケベルが欲しいんです」

妻も耐えられなかったのだろう。ただ死を待つだけみたいな、こんな生活に。

きっと、いつものブレンダさんなら笑いながら拒否しただろう、「慌てるな」と。

だが彼女は深刻な顔をしてこう言った。

「わかった。今すぐ手配する」

そして、部屋を出ていった。

もうすぐ五月、Dr.クリッピンとの約束はなんだったんだろう。どう早く見積もっても、移植まで後三カ月はかかるだろう。それまで生きている自信は、もうない。

足利にいる妹に電話した。

「広空を、連れてきてほしいんだ」

実は、この話は三月頃から再三していた。

「春休みになったら、アメリカに連れてきてくれ」「ゴールデンウイークには、絶対に来てくれ」

お願いしたのは妹だけじゃなかった。考えられる限りの人に頼んでみた。しかし、簡単に来れる距離でもなく、みんなの都合がつかなかった。

漠然とだが、こう思っていたのだ。

(今会わなかったら、やばいんだよな)

それがもう確信に変わっていた。妹に電話したのは、無理を押してでも広空に会いたかったからだ。

「今すぐ広空を連れてきてくれ。今じゃなきゃだめなんだよ。明日じゃなくて今なんだよ。頼むよ、お願いだよ」

妹もきっと悟ってくれたのだろう。

「わかった、なんとかするよ」と言ってくれた。

そして、正人さんは運命の日、四月二七日を迎えます。

早朝五時の採血で目が覚める。相変わらず倦怠感が酷かった。

気分が悪く、ベッドで横になっているのも困難だ。このまま暴れ出したい、走ってどこかに逃げ出したい。

足利の父も透析を受けていた。透析は辛いと聞いていたが、それは想像を絶するものだった。

慣れぬ透析だから、ここまで酷いダメージが来るのか、慣れればそうでもないのか。父なら何か知っているかもしれない。妻に頼んで、病室の電話から国際電話をかけてもらった。電話口に出たのは母だった。

「もしもし、正人、どうしたの」

この一言で、駄目になってしまった。胸がつまって何も言葉が出てこない。口を開いたら号泣してしまう。母が心配そうな声でオレの名前を呼び続ける。

「お父さん……」と一言だけ、母に告げる。

電話に出た父は、妙に明るい声だった。母からオレの様子が変だと聞いたのだろう。

「正人、どうした」

いつもなら、家族から心配の電話があれば、どんな状態でもこう答えていた。

「大丈夫、元気だから」

今、泣き出せばどれだけの心配をするかわかっていた。父が一方的に話しかけてくれるが、それに相づちをうつこともできない。黙ったまま、妻に受話器を渡した。

オレは電話をかけたことを後悔したが、最後に声を聞けたのだからと胸に安らぎがわいてくる。

あらぬ心配で迷惑をかけるだけかもしれないが、相方の河崎さんに電話をかけた。

一九歳の秋、河崎さんと出会いお笑いの道を進んだ。そして、『キリングセンス』という名のコントコンビを組んだ。

河崎さんは、今もキリングセンスとして一人で舞台に立ち、オレが帰るのを待ってくれていた。

「ハギどうした、元気か」

「………」

「………どうした？」

「もう、だめかもしれません」

「なんだよ、突然、何言い出すんだよ」

「…………」

「頑張れよ、もう少しだろ」

優しい励ましが、我慢していた涙を溢れさせる。喉に詰まった嗚咽をこらえるのが精いっぱいになり、声が出せない。

(……ごめんなさい)

心の中で、そう呟いて受話器を置いた。

そして、今回の移植のチャンスを作ってくれた太田さんだ。渡米前に太田さんと約束していたことがある。「どんなときでも気持ちだけはしっかり持って、絶対に最後まであきらめるな」。その約束を果たせそうにない。

「はい、太田です」

電話に出たのは、太田さん本人だった。

「……もしもし」

「なんだハギか、ちょうど今カミさんとお前の話をしてたんだよ。どうだ調子は?」

いつもと変わらない太田さんの声、頑張っていたものが崩れ落ちる。受話器の前で泣いてしまう。

「どうしたんだよ、おい！」

嗚咽を飲み込み、しゃくりあげながら、気持ちを落ち着けようと頑張る。

「…………」

「何があったんだよ、大丈夫かハギ」

「もう、辛い………」

「何言ってんだよ！　気をしっかり持てよ！」

「ごめんなさい」

「……何言い出すんだよお前、ハギが大変だよ！」

太田さんが狼狽している。受話器の声が、太田さんの奥さんであり、事務所社長のみっちゃんにかわった。

「ハギ、弱気になったら駄目でしょ。それは、あなたの悪い癖なの、やればできるの、広空が足利で待ってるんだから」

「…………」

いつもの社長の叱咤が飛んでいた。けれど、そんな言葉を聞きながらも、ただ泣いているしかなかった。泣けば泣くほど心がすっきりしていく。そうなんだ、もう頑張ったって無理なんだ。

太田さんが電話にかわる。

「あきらめるなよ！　気持ちが大事なんだ。一歩一歩移植に近づいているのは、確実なんだよ。それは間違いないんだ。河北病院で危篤になったとき、お前は死んでたんだよ。それが奇跡的に助かったんだ、生命力が強いんだよお前は、やれるよ」

太田さんから預かった腕時計が、ベッドの脇のテーブルで静かに時を刻んでいた。

そうだ、たしかにまだ死んだわけじゃない。気持ちを前向きに持ち直す。

「………最後まで頑張ります」と約束して電話をきった。

しかし、これは嘘だった。

言葉に出した瞬間に虚しさが残った。大丈夫なんだと心に言い聞かせても、「それは嘘だ！」ともう一つの心が叫びだす。

もう心なんか相手にしない、口の中で呪文のように呟いていた。

（死なない、死なない、死なない）

ベッドで横になっているのも辛かった。なんとか楽になる姿勢を探そうと努力する。

妻がベッドの脇にソファを運んできてくれた。妻の肩につかまり座る。

明日はまた透析だ。少しでも体力を回復することだけに神経を集中する。

もう間もなく、Dr.クリッピンが朝の回診にやってくる時間だ。とにかく彼が来るのを心待ちにする。

部屋をノックする音がした。

（Dr.クリッピンだ！　彼なら助けてくれるかもしれない）

しかし、そこに現れたのは見慣れぬ医者だった。いや違う、知っている。渡米当初、移植について説明してくれた移植外科のDr.ファソーラだ。

彼のことはよく覚えてる。渡米直後の移植説明で、ちょっとした通訳違いからの混乱があったから。

いったいなんの用事だろう。彼のかたわらにはナースもいた。

それは突然やってきた。彼の唇が静かに動いた。

「ユー・ガッタ・リバー（君の肝臓を手に入れた）」

そのまま、英語の説明が続く。聞き取れる単語から会話の内容を把握しようとする。

Liver（肝臓）、Kidney（腎臓）、Get（手に入れた）、Transplant（移植）。

（オレの移植が決まったのだろうか？　そんな馬鹿なはずはない、オレの待機順番はまだ一〇番前後のはずである）

妻の顔を見る。すると彼女は今にも泣き出しそうな顔をしている。

妻がDr.ファソーラの言葉を聞き直す。

「Today ?・」（今日ですか？）

彼が力強く応えた。

「Yes ！・」（はい！）

（………ほんとかよ！　これが嘘なんて誰にも言わせない！）

待ちに待っていた瞬間がやっと来た。

妻と二人で熱い握手をかわす。


帰国して二ケ月たった一〇月一三日、正人さんは舞台への復帰を果たしました。移植から半年後のことです。

本の「あとがき」で、正人さんはこう言っています。「もしこれが物語であるなら、すべてがうまくいってハッピーエンドで幕を閉じるでしょう。しかし、これは物語ではないのです。何も変わりはしません」と。

また、ある外科医が正人さんに言ったそうです、「移植とは手術が五〇パーセントで術後管理が五〇パーセント」と。つまり、百％治ったわけではないのです。免疫抑制剤の服用など治療はこれからも続けられます。とくに正人さんの場合、B型肝炎の再発を防ぐ治療（肝炎ウイルスの活動を薬によって抑える）も行わなければなりません。

臓器移植は、末期的な病状からの劇的な回復をもたらす（ある意味で）奇跡的な治療法ではありますが、そうした面ばかりに目を奪われてはならない思います。移植を受けた人たちは、面倒なこと、辛いこと、悩みも人一倍経験しながらその後の人生を生き抜いていくのです。

＊キリングセンスは、その後コンビを解消し、正人さんは現在「ハギワラ　マサヒト」の名でライターとして活躍しています。

Ⅳ　脳死について知る

1 脳死とは

脳死《のうし》とは、「全脳機能の不可逆的《ふかぎゃくてき》な停止」と定義されています。すなわち、何かしらの要因で脳細胞が死に、元に戻らないことを言います。脳細胞が死ぬ脳死の状態では脳への血流《けつりゅう》もいずれは停止します。脳死の状態では、自然とそのまま呼吸は止まり心臓も停止しますが、人工呼吸器を装着《そうちゃく》することによって、心臓や肝臓など へ血液が循環《じゅんかん》し、それらの臓器が機能し続けます。

人工呼吸器が発明される以前、「人の死」は、①自発呼吸《じはつこきゅう》の停止、②心拍《しんぱく》の停止、③瞳孔《どうこう》の散大《さんだい》、という三つの外見に現れた兆候により死を判定する、いわゆる「三兆候死《さんちょうこうし》」と呼ばれる「死」しかありませんでした。現在、心臓死とも呼ばれている死です。

ところが、人工呼吸器の発明・発達により、新しい死の概念である「脳死」が加わりました。「脳死」は、人工呼吸器によって呼吸をし、心臓も動いているので、見た目には生死の状態が判断できません。そこで、これまでとは別な方法で医学的に死が確定した（すでに死に至り、もはや生き返る可能性のない）ことを検査し、死の判定をする必要がありました。

これが、いわゆる「脳死判定」です。現在、脳死判定をするための検査項目は、日本を含む全世界でほとんど同じです。

②脳死問題と脳死移植は別問題

ここで注意を要しますのは、そもそも脳死移植を行うために脳死判定を行うわけではないということです。

人の死を判定するのは、医師にとって大切な医療行為のひとつであり、法律上医師だけに認められた「専権事項《せんけんじこう》」すなわち役割です。当然、それには重い社会的な責務が伴っています。

医師は、あくまで医学的、科学的に人の死を判定するという点において、脳死判定を行うにすぎないのです。本来、脳死判定と脳死移植は、それぞれその目的が異なり、分けて考えるべきものです。

世界のほとんどの国で「脳死という死」への理解は進んでいきました。ところが日本では、「脳死という死」への理解はいまだ不十分なものがあります。とくに脳死移植の普及に反対する人たちは、「脳死という死」がいかに疑わしいものであるか、脳死移植のためにそのいかがわしい死が生み出されたかのように主張しているのです。

3 脳死問題に対する医学的アプローチの欠如

わが国において、「脳死は人の死」であるか否か（以下、「脳死問題」）について社会的な理解が得られ、法律的にも「脳死は人の死」であることがはっきりと規定されないかぎり、脳死移植の進展を期待することはできないでしょう。

本来、脳死移植へのアプローチは、医学的に「脳死は人の死」であることを検証したうえで、脳死移植の倫理的な側面の検討を行うべきでありました。

脳死問題を検討する諮問機関として「臨時脳死及び臓器移植調査会」（以下、「脳死臨調」）が第一回会合をスタートさせた一九九〇年三月当時、欧米諸外国では、すでに医学的に「脳死は人の死」であることは実証されていました。

ところが、九一年六月一四日の「脳死臨調中間報告」において、「脳死は人の死」とする多数意見に対して、一部の哲学者等の少数反対意見が併記されました。

その反対理由の一つとして挙げられたのが、

「医学が先行して死という社会的、宗教的、哲学的な問題を決定するのは逆ではないか」

というものです。

それは、死の判定というもっぱら医学的な問題について、医学的なアプローチを捨てて非科学的なアプローチを優先するべきであるという意見でした。

この曖昧な決着の仕方を受けて、著名な知識人たちと一部のマスメディアがその反対意見に同調した結果、「脳死」についての混乱が生じてしまったのです。九七年一〇月に施行された「臓器の移植に関する法律」（臓器移植法）ではまた、脳死移植のドナーとなることを承諾した人にかぎり「脳死は人の死」とされ、それ以外の場合には「脳死」になっても医学的に「生きている」とする（死んだものと見なさない）二重とも言える基準を設ける事態となったのです。

医師の中にも「脳死は人の死」であることを認めない人たちがいたことが混乱に拍車をかけるかたちになりました。あくまで医学的、科学的な立場で死を判定するとした医師としての役割、責務をこうした人たちはどのように考えるのでしょうか。

もし本当に、「脳死は人の死」と考えていないのなら、そうした医師たちは世界の医学界に向けてその主張の根拠を提示しなくてはならないと思います。今こうしている間にも世界では、たくさんの脳死ドナーから臓器の提供が行われているのですから。

4 医学的に「脳死は人の死」

医学的に「脳死は人の死」と言えます。

ここで、マイアミ大学病院移植外科で移植医として活躍している加藤友朗先生が、第一〇回トリオ・ジャパン・セミナーにおいて行った講演、「世界の最先端の移植事情〜マイアミからみた日本〜」の一部を取り上げたいと思います。

医学的に「脳死は人の死」であることを、わかりやすく説明したくだりがあります。

心臓が停止したときに、それはなぜ「死」なのかということを皆さんお分かりになりますでしょうか。心臓が止まっただけで人は死ぬわけではないですよね。1回心臓が止まっても、また電気ショックで心臓がもう1回再開すれば、それで生きていく方もいるわけです。ですから心臓が止まったことによって人が死ぬわけではありません。心臓によって人が死ぬのは、心臓が停止することによって循環が停止して、その結果血流のなくなった臓器が細胞のレベルで死んでいくからです。

脳死の場合はどうでしょうか。脳死の場合も実は同じような循環の停止ということが起こります。ここに書きましたが、脳死時の脳血流《のうけつりゅう》。脳死時には、脳血流がほとんどの症例で消失いたします。脳死になりますと、脳の細胞が死ぬために死んだ細胞のある脳の圧力が上がって、血が入っていかなくなるのです。中には脳血流があっても脳死である状況もありますが、そういう状況もしばらく時間がたてば脳血流は停止すると言われています。

脳の血流が停止するから脳死になるのではないので少しわかりにくいかもしれません。けれど、脳死になった患者さんでは脳血流が停止していることを踏まえますと、かなり脳死が分かりやすくなります。これは全く私の個人的な見解と先程から申し上げていますけれども、小児の脳死判定には、やはり脳血流の測定を組み入れていかなければいけないのではないかと私は思います。なぜ私がそう思うかといいますと、実際アメリカでも小児の判定には脳血流の測定が行われているのです。

アメリカの脳死基準では、脳血流の測定はあくまでも参考条件でありますが、実際に私が見ている、周りで働いている小児科の先生たちは、脳血流を測ることが多いです。なぜ脳血流を測るかといいますと、脳血流を測って脳の血流が全くないということとがわかれば、安心して脳死の判定ができる。それから、そうやって判定されたものに対しては家族の理解が得られやすいといった理由だということです。

いささか表現が不適切なモデルになりますが、架空のモデルをここに出します。あくまで脳死を説明するための架空の話ですので現実の患者さんに置き換えて考えないでいただきたいのですが、首が胴体から離れた状態でも論理的には体の循環を保つことはできます。心臓を動かすことができるのです。心臓が動けば、首から下の臓器は生き続けます。しかし、切り離された首は血が行かなくなりますから死んでしまうわけです。首から下だけの臓器が、心臓が動いている結果動いている。もちろん体は温かいです。

この状況で、果たして生きていると思える人がどれだけいるでしょうか。

「日本人は体を重視している」、「体が生きている温かいうちは、死んだと思えないのだ」という方はたくさんおられます。しかし首が離れて体だけでも生きていると実感しているという方はあまりいないのではないでしょうか。

脳死も脳血流が停止した段階を脳死とすれば、これと似たような状態と考えることもできます。

結局、脳死の状態でもほとんどの症例で血流はなくなります。少し待てば、少しあった血流もなくなります。ということは、脳の中で浮腫《ふしゅ》が起こって脳細胞が死に絶えて、その結果血液が行かなくなります。行かなくなった以上、この血液が行かない脳が再生することは全くあり得ない。これは首が離れた状態と一緒です。このようにして、脳血流の測定ということをして脳死を理解すれば、私は脳死に対する理解が深まるのではないかと思っています。

5 脳死判定によって、「死」を確定すべき

現在、「脳死」の状態となっても、人工呼吸器を外すことはありません。「脳死は人の死」との立場に立つならば、こうした行為は死んだ人に対して治療を行っているだけですし、そうした行為自体が「脳死は人の死」であることを社会に浸透させられない一つの要因ともなっているのです。

脳死になると脳への血流は止まり、その結果、脳は次第に溶けて、ドロドロな状態になっていきます。そのような状態になりながらも、人工呼吸器の力を借りて心臓を動かし続けるのが果たして愛情といえるのでしょうか。死の尊厳を傷つけてはいないでしょうか。

たしかに家族の死を看とるというのは、大変つらい経験です。どういったかたちで看とるのか、ご家族のあいだで意見の分かれることも時にあるかもしれません。しかも脳死といった場面に直面したならば、どう対応できるでしょうか。ご家族で相談され、その結果、最後まで人工呼吸器の装着を望まれたとしても、そのご家族のお気持ちは理解できます。

しかし、自分や自分の家族が脳死になったときに、どのように看とってほしいのか、また

は看とってあげたいかということをぜひ考えてほしいのです。

繰り返し言いますが、死の判定と告知は医師の責務です。また、医師のみに与えられた専権事項です。医師は、臓器提供の意思と関わりなく、脳死が疑われた段階で患者の家族にそのことを知らせ、脳死の判定を行わなければなりません。そして、脳死とわかった場合には、その結果を患者の家族に告げるのが医師としての大切な役割だと私たちは考えます。

ところが、一九九七年制定の臓器移植法では、脳死移植のドナーとならないときは「脳死は人の死」ではないため、脳死が疑われた段階で、たとえ脳死の判定をしなくとも法律上何ら問題とならないのです。

本来、臓器提供の意思と無関係に行われるれるべき脳死判定が、結果として臓器提供の意思を表している人にだけ行われることになってしまっています。それが、脳死というものへの社会全体の理解を遅らせている大きな要因にもなっていると思われます。

V

いのち

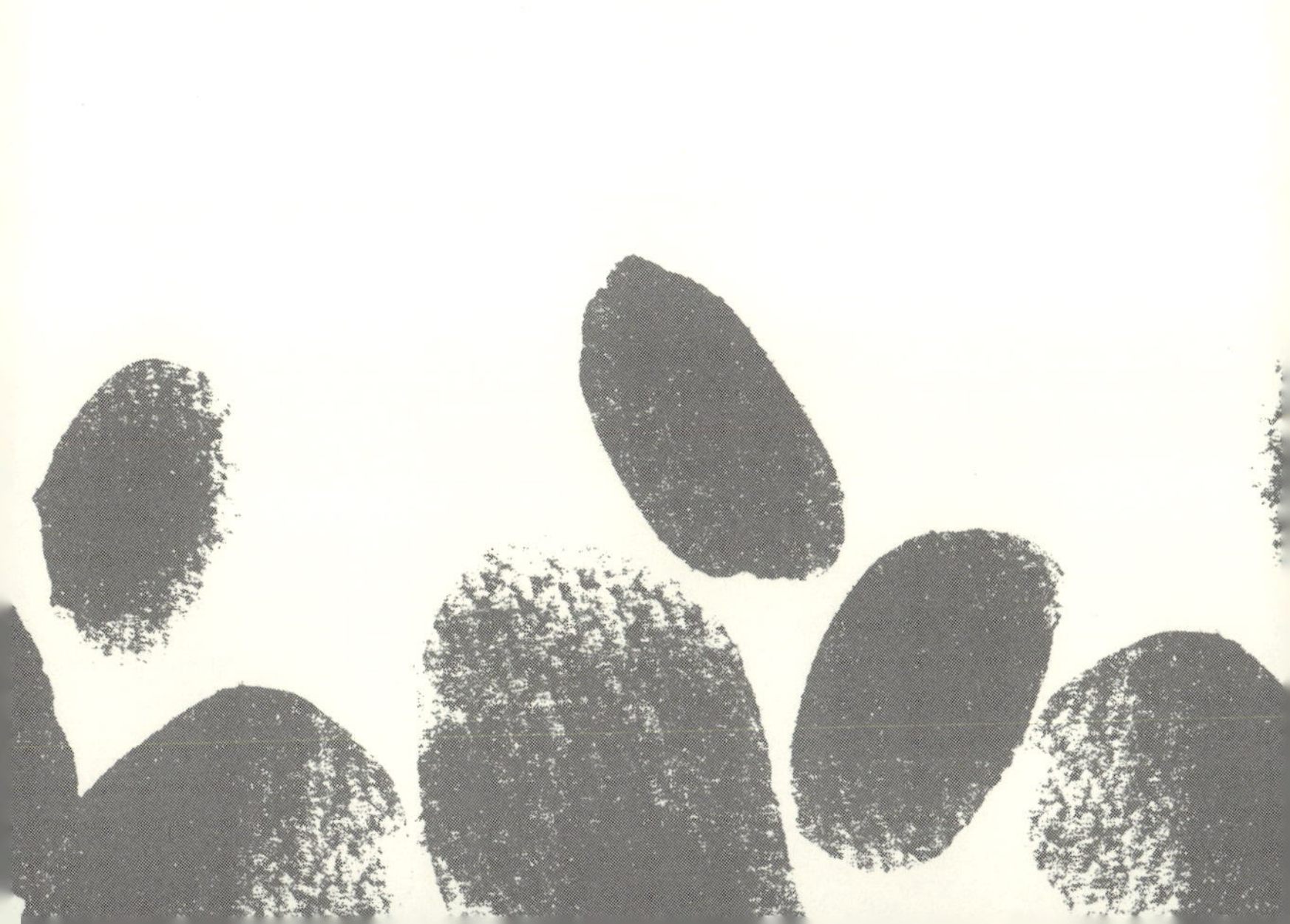

臓器移植の対象となるのは、ほとんどが末期の患者です。ご存じのとおり、臓器移植は欧米でも、患者の希望にしたがってすぐに受けられるものではありません。ましてわが国の場合は、臓器移植の待機リストに登録してから、欧米よりはるかに長い時間を待たなくてはなりません。

生死の境に身を置きながら、わずかな希望に賭けて病と闘う患者の「いのち」に対する想いには、私たちにはないものがあります。

いまこのときが、もっとも貴重なのです
（後藤正治著『ふたつの生命』岩波書店同時代ライブラリー刊より）

仲田明美さんは、五歳の時、左右の心房《しんぼう》の隔壁《かくへき》に孔《あな》が開く心房中隔欠損症《しんぼうちゅうかくけっそんしょう》と診断されました。孔を塞ぐ手術を受けましたが完治はせず、その後も入退院を繰り返す生活を続け

ていました。高校生の頃、再び心房に孔が開き、肺高血圧症《はいこうけつあつしょう》を併発《へいはつ》している事実もわかります。このとき医師からは、よくもって二〇歳過ぎまでだろうと言われました。

根本的治療法としては、当時世界的にもまだ症例数が少ない、発展途上の治療法であった心肺同時移植《しんぱいどうじいしょく》しかありません。一九八三年、二八歳になった明美さんはその治療に賭けることを決意。アメリカのスタンフォード大学病院に受け入れの打診をし、同年一二月受け入れ応諾の返事をもらいました。

しかし、日本で待機生活を送る明美さんのもとに、「順番が近くなったので渡米するように」との連絡が来ることはついにありませんでした。八八年一月四日、明美さんは帰らぬ人となりました。享年三二歳でした。

明美さんは、スタンフォードの心肺同時移植の待機患者として、日本で孤独な闘いを続けていたある日、突然、同じ施設の待機患者であるアンドレア松島から、日本語で書かれた、しかも毛筆の手紙をもらいます。

この手紙をきっかけにして、九ヶ月後アンドレア松島が心肺同時移植を受けたあとに亡くなるまで計二五通の手紙が届き、明美さんからは四、五通の返事を出しています。明美さんにはそれ以上返事を出す体力がなかったのです。

短い期間ではありましたが、二人は共通の悩みを分かち合う生涯の友となりました。以下はアンドレア松島からの一通目の手紙です。

明美様　はじめて書きます。今日、新聞テラビ（テレビ）は内（家）に来ました。きょ年、あなたの名まえしっていました。私のしゅじんは日本に（日本で）シャムウェイ先生にあいました。

私はスタンフォードの肺・心移殖（植）候補者に指定されました。九か月スタンフォードのへんに（近くで）提供者を待っています。

私はアメリカ人です。三十三歳です。十一年前日本人と結婚しました。もう二かい日本に行きました。

あなたはお元気ですか。お待っては（待つのは）やさしくありませんですがお元気で。私は来ての前に（ここに来るまでに）、もう十五か月ニューヨークで待っていました。しんぱいしないです。

あなたのスタンフォードに来ての時にあいたいのです。その前に英語が（英語を）よくべんきょうして下さい。手紙を下さい。質問があればなんでもして下さい。

今も（今まで）十八人に心市（心肺）移殖（植）をしました。九人は友人です。あと十一人もここに待っています。毎月皆さんはミーティングをあります（をします）。皆さんはお友人になりました。

カリフォルニアに（カリフォルニアは）良いおてんきですから良くなります。ニューヨークの冬はとっても寒いですから私の心ぞ（心臓）が弱くなります。

草く（早く）アメリカに来て下さい。手術で元気になるからまた日本に行きたいのです。良一のきよだい（兄弟）は姫路にいます。私は姫路城の前のさくらを見たいのです。お元気で。そちらの皆様によろしく。

かしこ

昭和五十九年四月二十日

松島アンドレア

（原文のまま、括弧内筆者補足）

アンドレア松島から二通目の手紙が届いたとき、明美さんは英語で、一通目の手紙に対する返事を書いている途中でした。

親愛なるアンドレア。お手紙ありがとうございました。とてもうれしく読みました。というのも、私は日本で心肺移植を希望して待機している唯一の患者だからです。あなたは、わざわざ日本語で手紙を書いて下さいましたが、おそらく、多くの時間を費やし、とてもあなたを疲れさせたことと存じます。私は少し英語が読めます。どうか次回からは英語で書いてきて下さい。

私は、大学で英語とフランス語を勉強しました。充分ではありません。というのも病気が進み、この三年間はほとんど勉強できていません。

私の病気は、この四年の間にとても悪くなりました。昨年十一月、睡眠中に重体に陥り、私の心臓は三分間止まってしまいました。それからは奇跡的に回復しましたが、以降、動くことができなくなり、いまも立つことはできません。

本日（一九八四年五月三十日）、二通目のお便りを受け取りました。それを読んで、私は涙をこぼしてしまいました。あなたを見知らぬ他人だと思えません。本当に早くお目にかかりたく願っています。けれども、いろいろな条件がそれを阻んでいます。

たとえば、日本人女性である私の心肺のサイズは、アメリカ人のそれと比べると余りにも小さいのです。またいまのコンディションでは、スタンフォードを訪れるのもむつかしい。もう少しよくなるのを待って下さい。

ジェミイソン先生は私に、忍耐強くあること、そうすれば成し遂げることができるでしょう、と手紙に書いて下さいました。その言葉を信じています。命ある限り生きる努力を放棄しません。二人とも完全に回復したとき、一緒に、日本の満開の桜を見ましょう。私の郷里は松山です。松山は桜の名所として有名です。いつか御主人とともに、是非いらして下さい。

心肺移植を待っておられる十一人の方々によろしくお伝え下さい。私の手紙も見せて下さい。調子のよいとき、お便り下さいませ。私もそうします。私の記事はいま手元にありません。後便で送ります。お身体大切に。

一九八四年五月三十日

著者の後藤氏は、明美さんに取材のため何回か直接会って話をしています。

心臓内科医の鎌倉によれば、仲田明美のような病状で生き続けてこられた症例はほとんど例がないという。国立循環器病センターに転院してきてからは、酸素吸入はもとより、肩口下の静脈からカテーテルを直接心臓近くまで入れ、昇圧剤《しょうあつざい》などを常時注入し続けている。遠方からだともはや効果がないからである。

彼女を支えてきたのは、病院側のすぐれた治療管理と、家族の献身的な看護と、なによりも当人の強靭な生への意志だったろう。そして、彼女の生への意思を支えてきたもののなかに、このアンドレアからの手紙は確実に含まれる。

そういう状態であるから、もちろん人と会って話をすることは避けなければならないのだが、調子のよい日に短時間という約束で、私は何度か病室を訪ねた。医師からは二、三十分以内でといわれていたので、その範囲内で話を切り上げようとするのだが、オーバータイムしてしまうことが多かった。それは、彼女がとても話し好きだったからである。あとになって、そのせいで調子が悪くなったという話を聞くこともあった。

それで、会ってから質問することをやめ、あらかじめ訊きたいと思うことを手紙で書いて手渡しておいたりもした。そのなかに、「私の生き方」という項目もあった。それに対して、彼女はこんなふうに答えたものである。

「こう生きるとか、そんな立派なものはないいんですね。この一年をどう過ごすとか、あるいはこのひと月をどう送るかというより、とにかく、一日一日をどう耐えて生きるか、ということしかないんです。いまは肉体的にも精神的にもとても苦しいけれど、やはり一日一日をきちんと生きるということにつきるんですね。

もちろん病気がなければどんなにいいだろうとは思うんだけれども、こんな自分でも別段人より不幸だとは思わない。窓の外の雲の流れを見ているだけで、生きているっていいなぁとつくづく思うときがあるんです。アンドレアの手紙を繰り返し読んでいて、ああ彼女もそうなんだなぁと思うことがあるんです。

やっぱりアンドレアと私しかわからない気持があるみたいなんです。死ぬよりも生き延びることのほうがよほどつらいけど、そんな気持、とてもわかってもらえないでしょう。そんなこと、とてもよく通じ合うんですね。だからアンドレアからの手紙は、彼女が亡くなってからも私を支えてくれたように思うんですね」

アンドレアからの手紙に、こんな一節が書かれている。


ときどき、いつも未来を待ち望まなければならないことをいやに思います。現在――いまが私たちのもっているすべてなのです。いまこのときが、もっとも貴重なのです。未来を語ったり計画したりすることは少し悲しい。

もちろん、あなたも私も誰もが未来をほしい。私たちは未来をもってしかるべきです。そうであることを強く望みます。

けれども、もし私が自分の経験から健康な人にひとつだけアドバイスできることがあるとすれば、未来を当てにするのではなく、今日の生命《いのち》を愛しなさい、ということです。

今日、あなたが家族を愛しているといってごらん。今日、入れたての香《かぐわ》しい紅茶を味わってごらん。今日、笑ってごらん。今日、なにか親切なことをしてごらん。

私たちは未来に生きることはできないのです。今日、実存しているのです。もし私の人生が今日限りであっても、私は後悔しません。

もちろん、私も明日がほしい。あなたやすべての人たちのためにも健康でありたい。けれども、今日のすばらしさを犠牲にしてまで明日はほしくないのです……

（九通目の手紙より）

アンドレアが仲田明美宛の手紙のなかで、もっとも繰り返し書いているのはこのことである。それは、「私の生き方」に対する仲田明美の答えとそのまま重なっているように思える。

一九八五年一月五日、アンドレア松島は心肺同時移植を受けますが、心肺の周りの組織との癒着《ゆちゃく》がひどく、剥離《はくり》した箇所からの出血が止まらず、帰らぬ人となりました。

アンドレアが亡くなってから、松島良一はその遺品を整理した。アンドレアが使っていた小物入れの奥から、一冊のぶ厚い本に書き込んだ手記が出てきた。それは良一に書き遺した手紙であり、遺書であった。あるいはそれは、他の多くの人たちに残したメッセージというべきものであった。その結びはこう記されている。

私は幸福でした。私は死を恐れてはいません。どうか私の死を悲しまないで下さい。私が生きたことを喜んで下さい。

私の心臓が鼓動をやめ、私の呼吸が停止する日が来るでしょう。その日が来れば、薬や器機を使って、私のなかに人工的な生命を吹き込まないで下さい。

昇りゆく朝日を、子どもたちの微笑《ほほえみ》を、舞い上がる鳥をまだ一度も見たことのない人に、私の目をあげて下さい。暗闇しか知らずに生きてきた人に、色と光を教えてあげて下さい。

私の腎臓と肝臓と血液は、それらがあれば生き延びられる人にあげて下さい。それらの人に、器械から解放された自由を味わわせてあげて下さい。ちょうど私がその自由の喜びを知ったように。

私の心臓は、一番優秀な医学部にあげて下さい。脳も摘出して下さい。そしてそこで解剖して下さい。神のつくりそこなった心臓が、少しも脳に悪影響を及ぼしていないことを示して下さい。ドクターたちに私の心臓を研究してもらって、心臓病の子供たちが、苦痛もなく不安もなく、走ったり生活できる治療法を探してください。

また、他の人がそれによって生きられるかもしれないものがあれば、私のあらゆる器官を使って下さい。

残りの部分は焼いて、湖の見える丘の上の、あなたのお母様の墓に私の骨を入れて下さい。私はその場所を知っているし、好きだから、決して淋しくないでしょう。

私の弱さや欠点も、同時に埋めて下さい。でも他の人や人生に対する私の愛情は長く忘れないで。他人に親切にするとき、私を思い出して下さい。

私のためにそうしてくれたら、私は限られた生命を超えて、生き続けるでしょう。

私の魂は、あなたを愛し続けるでしょう。

アンドレア

アンドレアの死後も、明美さんは渡米することを諦めずに闘病生活を続けました。しかし、それまで彼女を受け入れることを約束し、励ましてくれていたジェミイソン医師が他の病院に移るなど、スタンフォードとのパイプは次第に細くなりつつありました。


一九八六年の夏から翌年にかけて、仲田明美は渾身を込めて、〝最後の日記〟を綴っている。従来の日記から比べると、やや文字に乱れが見られるのは、苦しいなかでこれを書いたことを思わせる。

「日記」のノートは、一九八四年五月十六日、すなわちアンドレア松島からの便りがきた頃であるが、それ以降は空白となっている。もはや日記をつける体力がなかったからである。

二年三ヵ月ぶりに、彼女は書くことを再開したのである。日記というよりも、十二ページにもおよぶ長文のもので、「アンドレアの死について」という表題が打たれている。書きはじめの日は一九八六年八月九日、終わりは一九八七年二月となっているから、これを書くのに半年間もかかっていることになる。これ以降は一九八七年三月十一日付の簡単な日記が書かれているだけだから、事実上この部分で日記ノートは終わっている。

彼女の日記全体から伝わってくるのは、ある種の緊迫感である。それは、死というものを、逆にいえば生というものを、至近距離からじっと凝視しているまなざしのようなものである。高校生のとき、よく生きて二十歳《はたち》過ぎまででしょうといわれてから数えれば十数年間、そういうまなざしでもって、彼女は、人を、世を、己を見つめてきたことになる。そのような日記のなかでも、この「アンドレアの死について」の部分は、もっとも緊迫度が高い。

この部分のノートは、彼女から「遺書のつもりで書いたんです」といわれて手渡されたものである。内容は、アンドレアのこと、自殺の試み、脳死と臓器移植の考え方、生命観と死生観などにまたがっているが、私から何かをつけ加える必要はあるまいと思う。

長い空白のあとの日記である。一九八三年十一月十一日の発作以来、永い永い闘病生活が続いている。肩の静脈より心臓まで通した点滴のチューブはとうとう抜けることもなく、薬の量も増えこそすれ減ることもなく、今日に到っている。

一九八四年の七月には再び不整脈《ふせいみゃく》発作を起こしそうになり、主治医より、〈動くな、しゃべるな、読むな、視るな〉と言われた。実際、読むという労作の最中に頻《ひん》脈《みゃく》が起こった。体がひじょうにだるく、指一本動かすのにたいへん力が要った。食事もじっと静止したままスプーンを口に運んでもらう。そんな状態が二ヵ月近く続いて秋になった。

次は見えるものすべてが、二重に見えるように突然なった。はっきりと、だぶらずに一つのものが二つに見えるのである。眼科の先生の話では、左眼の眼球を動かす筋肉に血液を送っている小さな血管に血栓《けっせん》が詰ったとのこと。全治するまでに二ヵ月ぐらいかかった。

そして十一月、私は自殺しようとした。長いdepression（鬱《うつ》状態＝筆者注）の中で、私は自分が一体何なのかわからなくなり悶々とした日々を過ごしていた。〈私って何なの〉という問いがいつもあって、そんな折、静脈注射に来た当直のドクターが、私の顔も見ず、話しかけもせず、点滴のラインの三方活栓《さんぽうかっせん》から注射をしているのを見て、〈私は物体にすぎないんだ。物体なんだ〉と思った。そして注射の後、私はその三方活栓のフタを自ら取り去り、血液が逆流して、ひとしずくずつ、栓の穴からしたたり落ちるのをじっと見ていた。これで死ねると思うと静かな心持ちがして、シーツの上のバスタオルが真っ赤に染まってゆくのも何だかうれしかった。〈私は完全に物体になる〉。そう思った。しかし看護婦さんが気づいて私は死ねなかった。……

うつ病はなかなか治らず、ずいぶん苦しんだ。どうしようもなく死にたくなる。自分では〈死んではならない。頑張らねば〉と思っているのに、死の衝動にかられて、いても立ってもいられなくなるのである。しかし、十二月が来る頃には大分落ち着いた。

この間、四月末よりずっと二週間に一度ぐらいのペースで、アンドレア・マッシマより励ましの手紙が届いた。その手紙の内容はすばらしいものだった。一行一行に、生きる喜び、candidate（待機患者＝筆者注）としていつ来るかわからない手術の日を待ちながらの日々の焦燥や不安、そして病気による身体的苦しみと精神的苦しみ、それらを何とか乗り越えて得られる生きる喜びが表わされていた。彼女自身、私に励ましの手紙を書くことによって、自らを励ましているにちがいなかった。極限状況にあっては、人に励ましてもらうより、自発的に人を励ます方が、ずっと自分を支える力になると思う。でもそこには、やはり自分のエゴの殻を破って他者を慈しむエネルギーが必要であろう。そのエネルギーを出せる人であってはじめてできる行為だろう。彼女は仏教的な菩薩の心を有した女性であったと思う。私は身体的状況から、彼女への返事は四、五通しか出せなかった。

……アンドレアが亡くなったことを知らされた。翌日も翌々日もアンドレアの事ばかり思い続けた。そして涙を流し続けた。アンドレアの遺書なども届いた。それには脳死になったらレスピレーター（人工呼吸器＝筆者注）をはずすこと、そして腎臓や肝臓、膵臓《すいぞう》、角膜《かくまく》を必要とする人々に提供し、心臓と肺は研究用にぜひとも使って欲しいと書かれてあった。

アンドレアは移植を受け、結果的には出血多量のため脳死に到ったけれど、その心には何の後悔もなかったにちがいない、アンドレアの手紙は、元気になったら、夫君のために家事がしたいとか、山登りがしたいとか、バレーがしたいとか、様々な夢が綴ってあった。そして私たち二人は日本で桜の木の下で花見をするはずだった。それらの夢は、実現することなくアンドレアの存在の消滅とともに消えてしまった。

私たちはいつも未来に夢を持つ。それが実現できるかどうかは何の保証もない。もともと人の生命は明日どうなるかわからないのだから。でも夢を持てること自体、幸福なことではないだろうか。アンドレアは、その病気と病気がもたらす死と闘い抜いて死んだのだ。アンドレアの内面において何の後悔があるだろうか。必定、人はみんな死ぬ。どのように死んだかが問題なのだ。アンドレアの遺書の冒頭には、こう書かれてあった。〈どうか私が死んだことを悲しまないでください。私が生きたことを喜んでください〉。

ほんとうにアンドレアは、一瞬一瞬を完全燃焼させて生きていたので、その死すらも、恐れも悲しみも、もちろん感じなかったわけではないが、それらを超えることができていたのだろう。自然体のままでできていたのだろう。

アンドレアは無名の、平凡な、そして心優しくかつ活発なアメリカ女性であったけれども、如何なる偉人も成しがたい生き方を貫いたのであろう。私は尊敬の念を覚えずにはいられない。

振りかえって私はどうかというと、私の覚悟はアンドレアのそれとほとんど変わらない。脳死になったら、提供できる臓器はすべてそれを必要とする人々のために提供し、心臓と肺は研究用に使ってもらいたいと願っている。また、私の死に関しては悲しみも嘆きも必要ない。お葬式は、するのであれば、なるべく明るく楽しいものにしてもらいたい。ただ、現在の日本においては、臓器を提供しようとしても、臓器移植にブレーキがかかったままの状態が続いているので、利用してもらえないのではないだろうか。そのような日本の状況がたいへん残念である。

話がアンドレアのことから外れるけれど、二年程前に、日本ではなかなか心臓移植が再開されないのを嘆いて私が主治医の先生に、〈どうして日本では心臓移植ができないのでしょうか〉と尋ねたことがあった。先生言わく、〈心臓移植が必要な患者さんが、自分の病気は心臓移植でしか治らないんだということを知らないから、早く移植ができるようにして欲しいという患者自体からの声が上がらないからですよ〉といった。

そこで私が、〈どうして自分が心臓移植でしか助からないことを知らずにいるのでしょうか〉と尋ねると、〈それは医師が患者さんに言わないからですよ〉と主治医の先生は答えた。さらに私が、〈どうして言わないのでしょうか〉と尋ねると、〈心臓移植ができないからですよ。今、心臓移植ができない状況なのに、そう言うことは、ガンを宣告するのと同じですからね〉といった。

私はため息をついたまま、あきれて物が言えなかった。主治医の先生は自分がどんなにどうどう巡りの論理を言ったかということにすら気づいていない様子だった。実際のところ、このどうどう巡りが医療の現場での現実であるのに相違なかった。主治医の先生はそれを無意識にありのまま言っただけだったのだろう。でも、このどうどう巡りの輪を何処かで断ち切らなければ、状況は変わりはしない。

それを断ち切るには二つのことが考えられる。医師が心臓移植できない状況下であっても、移植しか命を救う手段がないことを患者に告げるか、それとも姑息的にいつしか状況が何となく変わってきて心臓移植できるようになるのを待って、何年あるいは何十年かかるかわからないけれどもともかく待って、心臓移植できる状況になったら患者に宣告するか、この二つの道である。現在のところ、日本の心臓外科医たちは後者の方を選んでいる。意識的に選んでいるのではなく、そうするより仕方がないというのが現実なのだろう。でも、本当にそうするしか仕方ないのだろうか。

アメリカやヨーロッパでは、ガンの宣告はするのが当たり前だと聞く。患者がガンで、医師があとどのくらい生きられるか宣告しなかったために充実した最後を送れなかったという理由で、その医師を告訴する人すらいると聞く。私は以前、フランスのガリーマール社の文庫本かなにかで、『Changer La Mort』(「死を転換すること」)という本を読んだことがあるけれど、それは白血病の専門医とどこかの新聞の編集長との対談で、具体的症例をたくさん提示して、白血病であることを宣告することで、むしろより充実した生を患者が送れるようになったり、あるいはまた、患者がひどく前向きの姿勢で生きるようになり、その結果、治療効果も上がり、当初の予想よりも信じられない程延命するということだった。

私はアメリカやフランスでガンを宣告するのだから、日本でもすべきであると主張するつもりはまったくない。国民性が違うのだから、対処の仕方も変わってきて当然だと思う。でも、死の宣告を受け止めるに足りるぐらい、患者自身の生命観が確立されていれば、宣告は、患者にとってむしろ権利だろうと思う。また、それを宣告する側の医師にも〈死ぬまであなたとことんつき合いますよ〉と患者に言えるぐらいの覚悟、つまるところ確立された生命観を持っていなければいけない。

ともあれ、脳死が日本人の国民性に合わないとか、いろいろ言うけれど、本質的には、患者も医師も、個として確立された自我を持たず、したがって確固とした生命観を持たないところに、ガンの宣告もあまりなされず、臓器移植も進まないという現実があるんじゃないかと思う。……

欧米とは根本的に異なる背景を持つ日本でも、信頼できる脳死の判定基準があれば、次第次第に脳死も受容されていくだろうと思う。でも、それには世代が交代するぐらいの、あるいはもっと長い時間がかかると思う。その間にも移植で救える命がどんどん死んでゆく。私もその一人になるのかもしれない。

日常に浸りきって生きている普通の人々にとって、死を見つめるということは難しい。不可能なのかもしれない。しかし、これからの時代は、死を見つめて、その向こうに見えてくる生を見つめてゆかなければ、科学の進歩に振り回されるばかりだ。

……私とアンドレアは、環境や状況は全然異なった人生を歩んでいたけれど、同じように心臓病を背負って生まれ、チアノーゼ色の唇と爪をして、根本的にはまったく同じ苦しみと悩みと悲しみと闘いながら自己の死を見つめて生きてきた。苦しみや悲しみなど、負の絶対値の大きい程、正の絶対値も大きいにちがいない。苦しみをつきぬけて得られる生の歓喜もまた、とてつもなく大きかった。喜悦というものなのかもしれない。私たちはお互いの顔を合わせたこともなかったけれど、魂の共鳴板がぴったりと一致して、お互いの感じていることが手に取るようにわかった。

表面的に似ていることは、彼女は日本語とスペイン語を勉強していて、私は英語とフランス語を勉強していたこと。私たちは元気になったら、お互い語学を教え合う約束をした。そして、運命的に私たちは、同じ血液型で、ほとんど同じ体格だった。このことはアンドレアの心を苦しめていたようだ。もし、アンドレアに適するドナーが現れた場合、私にも適するということであり、しかし、アンドレアの方が優先されるということ。アンドレアはこの事実にとても責任を感じていた。そんな事実はちっとも私を狼狽させなかった。むしろ絆を強くした。私たちは同じ苦しみを分つ患者同士というよりも、むしろ同じ運命と闘う同志であった。アンドレアの死は、私にとって唯一の同志の死だった。……

アンドレアが死を怖れなかったというのは、私にはわかるけれども、健康な人には説明を要することだろう。アンドレアはおそらく、例えばかつての特攻隊のように死を恐れなかったのではなく、つねに何時心臓が止まるかわからない恐れを持ちながらも、美しいものを美しいと感じることができ、うれしい時には心の底から笑うことができ、その日いれたお茶の味を堪能することができ、心が生き生きと動いていることができたのではなかっただろうか。そして、死にたくない、死にたくないという執着を越えていたのだろう。死にたくないとあがいて、移植にすがりついていたのではなく、移植手術にともなう死の危険性すら、なんら彼女を苦悶させることがなかったぐらいに、生への我執を越えていたのだろう。〈生きたい、元気になりたい〉。生きることはどんなに苦しくてもそれ自体すばらしいことであり、美しいことであることをアンドレアは存在そのもので知っていたにちがいない。

アンドレアの手紙の中に、〈明美さん、生き延びることは死ぬよりも、もっと苦しく辛い〉と書かれてあったのを鮮明に憶えている。私だってそうだ。〈生き延びるのは死ぬよりもずっと苦しく辛い〉。死んだ方がどれぐらい楽なことか。私は安楽死を本気で望んだこともある。私の病気は、ガンよりももっと決定的に治る見込みはない。死ぬまで寝たきりで心不全《しんふぜん》の苦しみが続く。早く死なせてくれた方が、どんなに楽なことか。心肺移植の望みは、望みを託すには、私の場合、困難な条件が重なりすぎて、あまりにもかぼそい。絶望の中でかぼそい最後の望みの綱を信じて、断末魔の苦しみの中を生き続けるのは残酷すぎる。

心不全の表現しがたい体のだるさと、かすむ視野と、ジュースを飲んでもおこる吐き気とが毎日毎日続くある日、私は母に本気で頼んだ。すがるように。その頃は、腕を動かすにも、全身の力を込めなければならない程、体力がなかった。自分の力で、舌を噛むことも、首を吊ることもできなかった。そんな状態であえぐように言った。私には信仰があったけれども、私は、自らそんなことを言うことで、信仰者としてもその時は堕落していた。〈お母さん、私を娘としてほんとうに愛しているというのなら、どうかわたしの首を絞めて殺して〉。母は〈そんなことはできない。最後の最後までどんなに苦しくても生きなければいけない〉と言った。私は悲しかった。母には私の苦しみがわからないのだ。そう思った。また、自己の破滅に母親を引き込もうとしていることも辛かった。母に殺人を犯すよう頼んでいるのだ。

私ほどの親不孝者はいまい。けれど、母に私の苦しみの一分でもわかってもらいたかった。道連れにしたかった。何よりも自ら信仰者として敗北しているのが悲しかった。しかし、衰弱しきった心臓で〈半年しか持たない〉と医師に思われながら、一年半生きて、苦しみ抜いて、この上どんな苦しみに耐えろと言うのだろう。現世での苦しみはもう終わりにしたかった。疲れはてていた。私はもう一度母に言った。〈頼むから殺してちょうだい。お母さんに人殺しの罪を犯させるのはほんとうに申し訳ないけど、私を愛しているのなら、殺して〉。母は目から大粒の涙を流しながら、やはり拒んだ。最後の最後まで、どんなに苦しくても生きなければいけないと、再びそう言った。私には涙を流して泣く体力もなかった。母が正しい。私は、残っている気力をすべて奮い起こし、母の言う通りにしようと決心した。

いま私が生きているのは、あの時、母が拒む強さを持っていたからだ。母は、涙を流しながら、私の手をとってベッドのかたわらの椅子にすわり祈り始めた。私も祈った。それから、夕刻から就寝まで、私の手を握りしめて、祈るのが母の日課となった。私も母の手を時々、力を込めて握り返したりしながら、母とともに祈った。酸素が脳の方へ十分送られないので、念じるのも力が入らなかったが、ぼんやりしながらも祈った。そのようにして何ヶ月も過ぎた頃、私は少しずつ元気になってきて、食べられるようになった。笑うこともあった。その頃になって、ほんとうに心から母が私を殺してくれなかったことに感謝した。……

……一九八四年の暮れもおしつまった頃、主治医のK先生がこんなことを私に言った。私の動脈血中の酸素濃度は正常の三分の一ほどか、それ以下ぐらいしかなく、動脈血であるにもかかわらず、普通の人の静脈血よりもなお酸素が少ない。普通の人がこのぐらいの低酸素になると、数分間のうちに、不整脈がババッと出て確実に死んでしまう。なのに、私は生きているのみならず、話し、思考しているのは驚くべきことだ。このような事実は、私が大学四年生の時に行なった心臓カテーテル検査ですでにわかっており、普通の人なら死ぬ状態で私は大学へ通い、フランス語を勉強していた。症状から考えると、すでに高校生頃にはこのような状態になっていた様子だ。私のカルテを診たドクターはみんな、〈よく生きているものだ〉とか〈どうして生きているんだろう〉と言う。大要、そのような話をした。

私はK先生に尋ねた。〈どうして生きているのでしょうか〉。K先生の返事は次のようなものだった。

〈人間には潜在能力というものがある。おそらく、仲田さんは、低酸素で生存するということに関して、一〇〇パーセントその潜在能力を出し切って生きているのでしょう。ひょっとすると、潜在能力はもっとあるかもしれない〉と。

私が欲しかった答えは、ほんとうはもっと別のものだった。何故、それ程の状況を克服してまで、また、その肉体的苦痛をも耐えて、私の全身の細胞の一個一個は、私の頭脳でかもし出す感情にも支配されず〈生〉を必死で志向しているのかということだった。何故、無意識のうちにも、医学の常識を越える能力を開発し、そんなにも生き抜こうとしているのか。なんのために？

おそらく、この問いに答えが見い出せるなら、私が、否、一個の生命体が何のために生まれてきたのかという答えをも見い出せるだろう。

だから、〝ごほうび〟で、助けてほしかった…

（山内喜美子著『海を渡るいのち』講談社刊より）

これまで、荒波嘉男《よしお》さんとよしさん夫妻は、トリオ・ジャパンの事務局長そしてファミリーコーディネーターとして活動してきました。夫妻の支援と励ましを受けて、多くの患者が海外での移植を果たし、元気に日本に戻ってきています。

夫妻の移植医療との関わりは、長女の里子さんを胆道閉鎖症《たんどうへいさしょう》による肝硬変《かんこうへん》で亡くしたことをきっかけとしています。

話は今から二〇年以上前のことです。当時、胆道閉鎖症の唯一の治療法であった葛西式《かさいしき》手術《しゅじゅつ》に限界を感じていた夫妻は、日本において根本的治療である臓器移植を広める必要性を痛感し、「胆道閉鎖症の子供を守る会」の活動を通じて移植医療の普及に取り組むようになっていました。そして、里子さんに日本で脳死肝移植を受けさせたいと念願していました。けれど、そうした願いも届かず、一九八六年一一月、里子さんは亡くなります。

その後しばらくして、九一年二月に、サンフランシスコで肝移植を受けて帰国した青木慎治さんを中心に国際移植者組織トリオ・ジャパンが設立されたことを聞きつけると、夫妻も急きょその主要メンバーとして加わり現在に至っています。

里子さんに日本で移植を受けさせられなかったという無念な想いが、夫妻のトリオ・ジャパンでの活動を支えています。

「胆道閉鎖症の子供を守る会」ができたのは、一九七三年。荒波里子ちゃんが二歳のときだった。この年の五月にアメリカのウィスコンシン州から、テレサ・ローズちゃんという八ヵ月の女の子が葛西式手術を受けるため来日した。アメリカで治せない病気が日本で治せるというので、葛西式手術は注目を集めた。けれども、テレサちゃんは生後八ヵ月を過ぎており、すでに肝硬変が進んで予後は期待できないという理由で手術は断念された。泣く泣く帰国することになったテレサちゃん（六月に死亡）を送る会が、お茶の水のYWCAで催された。その世話役が、東京都豊島区にある巣鴨ときわ教会の藤原位憲《たかのり》牧師だった。

巣鴨ときわ教会は、里子ちゃんのお父さん、荒波嘉男さん（当時三十一歳）の建築設計事務所の向かいにある。荒波さん夫妻も、テレサちゃんを送る会に参加していた。そこには、荒波さんたちを含め、胆道閉鎖症の子を持つ三家族がいた。そこで、藤原牧師が初代代表になり、巣鴨ときわ教会がそのまま事務局になって、「胆道閉鎖症の子供を守る会」が誕生したのだった。

里子ちゃんは生後二ヵ月のときに慶応義塾大学病院で葛西式手術を受けた。一命は取り止めたが、このときから里子ちゃんの闘病生活がはじまった。腸とつながれた肝臓は、しばしば腸から上がってくる細菌に冒され、発熱を起こした。里子ちゃんの小さな細い腕に針がうたれ、点滴が流される。里子ちゃんの肝臓は、だんだん肝硬変へ移行していった。小学校二年生のときには、脾臓《ひぞう》が破裂。肝臓障害による骨の弱さで左右の腕を骨折したこともあった。

それでも、里子ちゃんは幼稚園にも、小学校へも通うことができた。黄疸《おうだん》で眼や肌が黄色く、血管が透き通っていた里子ちゃんは、教室でよくいじめにあった。我慢強い子だったが、睫《まつげ》にたまった涙の粒が家に帰ってからポトリと落ちる日もあった。それでも、なんとか中学校の三年間も過ごし、一九八六年四月、浦和の内外女子学園へ進学した。

「胆道閉鎖症の子供を守る会」第三代代表になった荒波さんが、最初に肝臓移植の効果を目の当たりにしたのは一九八六年三月、高橋美加ちゃん（当時八歳）がアメリカ・マジソン病院で移植を受け、七月に帰国したときだった。

荒波さん夫妻は、外国に行って受けられれば、里子ちゃんは助かるかもしれないと思った。しかし、もし日本でできれば、これから後の突破口になるという思いもあった。里子ちゃんは、ふだんは自宅に近い浦和市立病院で診察してもらっていた。手術を受けた慶応病院の主治医がこの病院に勤めていたこともあった。

荒波さんは慶応病院に通っていたころからK医師に、「なんとか国内で助けてほしい」と嘆願したが、答えは「できない」だった。K医師は、慶応病院自体に移植の準備がなかったこと、日本の現状ではできない、この二点を理由にあげた。

十五歳の六月、里子ちゃんは腸からの出血で下血がはじまり、浦和市立病院に入院した。出血を抑えるために、絶食状態を強いられる。激しい喉の渇き。里子ちゃんは、氷嚢《ひょうのう》についた水や、酸素テントの内外の温度差で生じたわずかな水滴をなめた。

荒波さんは、高橋美加ちゃんのお父さんから、イギリスの有名な移植医、ロイ・カーンの弟子だった鎌田直司医師が、八王子医療センターの移植部長をしている（その後、国立小児医療センター実験外科、石心会狭山病院を経て、現在は渡豪）と聞き、すぐに訪ねて里子ちゃんの肝臓移植手術をしてくれるよう頼みこんだ。答えはノーだったが、あきらめずに食い下がった。根負けした鎌田医師が「じゃ、やりましょう」といってくれたのが十一月。二匹の豚を使ったリハーサルをやるから、と連絡が入り、荒波さん夫妻は手術の様子を見学した。鎌田医師は浦和市立病院を訪れ、里子ちゃんを診察もしてくれた。

〈あとは、ドナーさえ出てくれたら……〉

高橋美加ちゃんに次いで、同じ年の十月には金城《きんじょう》結麻《ゆあさ》ちゃん（当時三歳）が渡米。ボストン小児病院で翌年の一月、移植手術を受けて、十月には帰ってきた。このときの費用が、産経新聞の明美ちゃん基金（一九六六年、先天性《せんてんせい》心臓病だった、伊瀬知〔現・松本〕明美さんの手術費用として寄せられた募金。その後も心臓病の子供のための医療費として役立てられていたが、移植医療にも拡大適用されるようになった）から出されており、関係者が里子ちゃんの入院する浦和市立病院へやってきて、荒波さんに明美ちゃん基金で渡航してはどうかとほのめかしたこともあった。

「私たちもそれに乗ってボストンへ行っていれば、里子は移植を受けられたかもしれません。今、それを悔やんではいませんけどね。子どもに申し訳ないと思うけど、里子の死がバネになって、移植の必要性をいいつづけてきたんです。葛西式の手術で元気になる子はいいけど、漏れる子がたくさんいる。その子供たちのための手術として、肝移植は必要なんだと。でも、移植が必要ということは死の宣告に等しいから、多くの人から反発も受けましたよ」

十一月十五日、荒波さんは、「第三回国際胆道閉鎖症学会」が行なわれている仙台に向かった。その日は学会の最終日で、東北大学医学部教授で葛西式手術の考案者でもある葛西森夫氏の退官記念パーティーが催されることになっていた。藤原牧師夫人の秀《ひで》さんが、荒波さんにこのパーティー会場でのスピーチを勧めたのである。英語で喋らなければならないというので荒波さんは面食らったが、事前に書いたものを秀さんに英文に訳してもらい、会場でそれを読みあげた。内容は、葛西教授に対する謝辞と国内での肝移植実現を訴えるものだった。

「葛西教授が胆道閉鎖症の子供たちを助けるためになされたご努力に心から感謝しております。しかし、手術を受けた全部の子供が救ってもらえるわけではありません。そういう子供たちには、どうしても移植が必要で、今も私の子供を含め、多くの子供たちが入院しています。こういう子供たちをどうか助けてください……」

そのころ、里子ちゃんはけなげに病気と闘っていた。荒波さんが最終電車に乗って帰ると、奥さんのよしさんが里子ちゃんの容体について話した。

「今日は本当に悪くて、痛み止めの注射を打って寝たのよ」

「じゃあ、明日はいつもより早く行ってあげよう」

毎朝七時によしさんの作ったお弁当を病院の里子ちゃんに届けるのが、荒波さんの日課になっていた。絶食療法《ぜっしょくりょうほう》は解除されたが、すでに肝硬変の進んだ里子ちゃんは食事を受けつけない状態になっていた。少しでも食べさせようと、両親は食事の差し入れを許可してもらったのだった。

十六日早朝。荒波さん夫妻が病室を訪れた。衰弱しきった里子ちゃんはもう起き上がることができなかった。そっと手を握ったら、小さな手が一所懸命握り返してきた。やがて安心したように、その力がすーっと抜けていった。

「里子！」

返事はなかった。七時になれば、お父さんがきてくれる。里子はそれを心待ちにしていてくれたのだと、荒波さんは思った。しかし、学会での訴えは実らなかった。

その日の夕方、里子ちゃんは十五年と八ヵ月の短い一生を終えた。

里子ちゃんは、毎日、日記をつけていた。後に作られた遺稿集『里子さんを偲んで　主われを愛す』には、里子ちゃんの日記の一部も載せられている。夕方六時になったら家の手伝いをすることと毎日日記を書くことは、荒波家の「絶対に守らなければならないお母さんとの約束」だった。

中学二年生の十月五日

「今日の夜の食事は、栗ごはんでした。久しぶりの栗ごはんでした。そのために、夕がた私はお母さんの手伝いをしました。栗のしぶ皮むきです。それはすごく大変でした。生の栗からするからです。生のままは本当にかたく私のお母さんだってひーひーっいいます。でも私たちはがんばりました。なぜならそれをむかなければおいしい栗ごはんが食べられなくなるからです。そして……夕食になりました。ポカポカの栗ごはんが登場！　栗を一口、ごはんを一口、それはもう口には表せないほどの味でした。『おいしい！』私はいいました。そしたらお母さんはこういってくれました。『これはみんなの愛情よ！』と……。私はとてもうれしい気持ちでした」

里子ちゃんは料理が大好きで、特にお菓子作りが得意だった。中学二年生のときは、もしもの場合に備えて医師の紹介状を携え、みんなといっしょに修学旅行に行けた楽しい思い出も綴られている。クラスの男の子に悪口をいわれたり、女の子にもコソコソと何かいわれて、「やだなー」と思ったことも。思春期の少女が病気のために受けた心の傷み。それでも里子ちゃんはめげなかった。

内外女子学園に入ってからは、洋裁や料理の楽しさも伝わってくるが、同時に熱っぽかったり、食欲がなかったり、病院へ行くバスに酔ったり、体調の変化を気にする記述も増えてくる。六月、下血があって入院する前には、胃の不調を気にしていた。

そして、遺稿集のその次のページを開いたとき、私は唖然とした。

そこには、入院中、絶食させられていた里子ちゃんが書いた「食べたい物」一覧があった。

家で作ってほしいもの——おにぎり　なべ（うどん　おかゆ　おもち）　玄米　そうめん　かまめし　山いも汁　五目ずし　おでん　ひやむぎ　チャーハン　クレープ　しゃけずし　焼いも　そば　お赤飯　やきもち　手巻ずし　茶わんむし　スパゲッティー　カレーライス　おぞう煮　天ぷら　オムレツ　焼うどん・そば　玉子

丼　たこ焼　からあげ　焼肉　冷し中華　おじや　お好み焼き　鳥肉のモモ　シルバーサラダ　もつ煮　ひじき　そば状こんぶ　スープ（はくさい）　ぶた汁　枝豆　なすのみそあえ　肉だんご　ヨーグルトサラダ　ケチャップ煮　さといもの煮物　れんこんの煮物　しゅうまい　あんまん　かに　マーボなす　おしるこ　グラタン　なす・大根とシーチキン　さつまあげ　ぼたもち　肉じゃが　ひじきごはん　やきとり

買ってほしいもの——さんまのかば焼き　玉子どうふ　ふりかけ　うなぎ　マグロフレーク　たくあん　なめたけ　ギョーザ　まつまい漬　はんぺん　しゃけ・桜のそぼろ　エビチリソース　コロッケ　ねぶた漬　オクラ　中華くらげ　ベーコン　きん松梅　エビフライ（ナゲット）　こんぶ巻（にしん）　うす切りハム　あみ　梅好み

魚——焼魚（しゃけ　ししゃも　さんま）　おさしみ（まぐろ赤身　かつお）　貝柱　たたき　みりん干し（あじ）　つみれ　いかのはらわた煮　サーモン　かまえび　たらこ　うに　ちりめんじゃこ（こまかいしらす干し）　味付たこ　いかの塩から　コロッケ（ポテト　かぼちゃ　コーンクリーム）

食べたいお菓子——もろこし村　とんがりコーン　パフスティック　パピー　おさつスナック　ポッ（※原文ママ）　ハートチップル　プリッツ　おもしろカップ　チ

ーズあられ　とん平くん　おっとっと　とど吉　おいも　明るい農村　きどりっ子　ワンピー　キティランド　パックンチョ　コアラのマーチ　エンゼルパイ　フレーク　クラッカー　米・えび・コーン・ポテトのお菓子（おせんべいスナック）　お茶菓子（栗ボーロ　ごか棒　おせんべいｅｔｃ）

麦ふぁー（※商品名）　玉子ボーロ　お子様せんべい　チョコレート（さつまいも・チョコボール）　ラムネ　ゼリー　マシュマロ　キャラメル　こつぶっこ　おかき（クリーム・わさび）　かきもち　駄菓子（根岸ストアー　大文字屋）　キューブロップ　その他のケーキ　クッキー（ビスケット）

お母さんと二人のとき――焼うどん　玉子丼　甘ざけ　チャーハン（えび・さけ）　おじや　おぞう煮　お赤飯　つけめん（そうめん　ひや麦　そば）　たこ焼　グラタン　焼いか　やきとり　ところてん　かん詰め　甘からくしたおかず　イシイのハンバーグ　ボンカレー　エビフライ　コロッケ　ささみ　小ぞうずし（にぎり　おしずし　クレープ巻　手巻）　イセタン地下（太巻　田吾作弁当　めっぱ　茶きん　うな重）　ケンタッキーフライドチキン　チキンナゲット　アップルパイ　フルーツポンチ（牛乳かん）　フルーツヨーグルト　白玉だんご　水ようかん　くずざくら　今

川焼　栗ようかん　カスタードプリン　アメリカンドッグ　あんこの和菓子　もち菓子　あんまん
私一人のとき——おいなりさん　オムライス　チキンライス　ピラフ　うどん（焼・ホット）　スパゲッティー　スープ　赤飯　中華玉子スープ　ぞうすい　しゃけそぼろごはん　しそごはん　おもち（おぞう煮）　スクランブルエッグ　からし大根　ミルク玉子　太巻（梅　ゆかり）　ボンカレー（ハヤシ）　たい焼　今川焼　たこ焼　アップルパイ　おもち　ようかん　まんじゅう　アメリカンドッグ（フランクフルト）　あんまん　アニマルゼリー　じゃがまるくん　その他

ありとあらゆる食べ物が見開きいっぱいに並べられていた。が、これだけではない。荒波さんによると、日記には、次のページにもまた次のページにもたくさんの食べ物の名前が羅列してあり、遺稿集にはとても全部をのせきれなかったのだそうだ。今、何か食べたい物があるか、と聞かれて、普通、これほどの物が頭に浮かんでくるだろうか。いつも食べたいときに食べたい物を口にしている私たちに。私など、しばらく考えても五つも浮かびはしない。里子ちゃんは、一つ一つを思い描きながら、想像の中で、それらを口に入れ、味わい、ごくんと飲み込んだつもりになって書いていたのだろう。

お母さんの荒波よしさんは結婚前からの敬虔《けいけん》なクリスチャンだった。里子ちゃんは、小さいときからお母さんに連れられて教会へ通うようになった。里子ちゃんは、十字架上のキリストの苦しみを知っていたから、自分に与えられた試練に耐えることができたのだろうか。不思議なくらい、里子ちゃんは自分をこんなに苦しめる病気を恨んだり、周りの人にあたったりすることもまるでなく、いつも明るく、両親や友達や学校の先生、教会の人達のことを思いやっている。

里子ちゃんには、お兄さんと二人の妹がいる。荒波さんは四人の中で、里子ちゃんがいちばん神経が細やかで、人の痛みがわかって、やさしい子だったという。

「だから、〝ごほうび〟で、助けてほしかった……」

荒波さんは、よしさんから耳にタコができるほど「教会へ行こう」と誘われても、自宅のはす向かいに教会があったときでも、足は向かなかった。それが十年たって洗礼を受けたきっかけは、里子ちゃんが脾臓破裂で入院したときだった。

門脈圧亢進症《もんみゃくあつこうしんしょう》から脾臓肥大《ひだい》となり、すべり台から落ちたときのショックで脾臓が

破裂。手術で脾臓を摘出《てきしゅつ》した。そのとき、浦和福音自由教会のインターンの牧師が見舞いにきて、

「里子ちゃん、頑張ってね。賛美歌を歌ってあげるから」

といって歌ってくれた。荒波さんはその歌を聞きながら、大部屋にいるのも忘れて、とめどなく流れてくる涙を押さえることができなかった。

「一九八〇年に洗礼を受けて、里子が亡くなるまで、私自身がとてもいい時期を過ごせました。それまで、日曜日、四人の子供が母親に連れられて教会へ行っても、私はいつも二日酔いで寝ていたんですから。子供ともいい関係を築けましたし、里子の最期の時期は、信仰で乗り越えられたんです。日本での移植にこだわったのも、信仰的なことからでした。祈って求めて、それでだめだったら、神のみ心なんだから、と家内と決心して。でも、里子が亡くなったときは、神様に叫びたい気持ちでした。神様、これはどういうことなんでしょうか、こんなに祈って求めたのに……。何回も問いかけました。でも、私たちが里子の体験をバネにして移植の必要性を訴えていくこと。これが答えなんだと思ったんです」

＊〔　〕は引用者註

胸の傷は命ある証

石田恵梨佳さんは、先天性の心疾患のため、生後四ヶ月のときすでに余命六ヶ月との診断を受けたそうです。その後、入退院を繰り返しながらも、小学校六年間はなんとか通学できました。中学校では一年三ヶ月間通学したあと、学校に通えなくなってしまいました。

一六歳のときに再び余命三ヶ月と宣告された恵梨佳さんは、翌年（二〇〇二年）心移植を受けることを決意し、大阪の心移植指定病院へ転院。ところが、肺高血圧症の併発から心肺同時移植が必要と診断され、ただでさえ難しい移植がさらに遠のいたように思えました。

国内で移植を受けられるチャンスはほとんどなくなり、海外での移植を余儀なくされると、トリオ・ジャパンの仲介で、ドイツのバード・ユーンハウゼン心臓病センターの南和友先生のもとへ行くことになったのです。南先生によれば、心肺同時移植をしなくても、心移植のみで大丈夫との話でありました。

二〇〇三年七月九日、必死の覚悟でドイツに渡り、翌月の一二日に心移植を受けました。

南先生の診察どおり、心移植によって肺の機能は回復し、肺移植は必要ありませんでした。
元気になった現在、家業を手伝いながら、時折臓器移植の普及のための講演などを行っています。講演の際、いつも読み上げるという詩を紹介します。

「心」と「ハート」

胸の傷は命ある証

物心付いた時から励まし合った私と私のハート。
嫌いになった事はただの一度も無い。
それより何故か、いとおしかった。
頼もしかった。そして切なかった。
絶え間なく続く耳鳴り、難聴、眩しさに耐えられない目、

歩けなくて湾曲《わんきょく》した背中と足、
顎に入りきれない歯と割れる爪。

でも、どんなに息苦しくても一八年私を支えてくれた私のハート。
エコーで再会する度に、不安で脅えている弁は振るえ[註1]
最後の力を振り絞っている。
（負けてたまるか！　頑張るぞ。生き抜くぞ！　もうひと踏ん張り！）

移植のその時まで私と共に闘って来た。
一八年間ありがとう。そしてお疲れ様。

エコーで初めて見た、「新しい命の贈り物」。
力強い鼓動が私の心を再び打つ。
私のハートを打つ。

「生きて！　生きて！　生き抜いて。これから仲良く頑張ろうね。」
上下の弁が拍手している。[註2]

あなたの心とハートが私を生へと導き、命を繋いでくれた。
これから仲良く精一杯生きるから！　どうかよろしく！　見ててね。大切にするから。

そして本当に本当にありがとう。ありがとう…。

胸の傷は命ある証。
心とハートを繋いでいるよ。

註：
1　心臓の二枚（尖《せん》）弁が心臓肥大のために閉まらなくなり〝震えている〟ように見える。
2　正常な心臓の弁は上、下の二枚弁の閉まりが良いために拍手をしているように見える。

恵梨佳さんは詩のなかで、まず移植前の自分を必死に支えてくれた心臓への感謝をことばにし、これからの人生を「新しい命の贈り物」とともに力強く生きる決意を表しています。

しかしそこには、〝生〟とはまさに闘いであり、〝命ある〟のは恵み、というもうひとつのメッセージが読みとれはしないでしょうか。

【引用・転載した書籍】

山内喜美子著『海を渡るいのち』（講談社、一九九二年）
野村祐之著『輝いてもっと輝いて』（テクノコミュニケーションズ、一九九七年）
トリオ・ジャパン編『医師との対話～これからの移植医療を考えるために～』（はる書房、一九九七年）
安田義守・宮城亮編著『涙の後には笑おうよ～心臓移植者とその家族たちの声～』（育文社、一九九八年）
吉川浩司著『きいろのなみだ～妻の脳死肝移植でわかったこと～』（中経出版、一九九九年）
青木慎治著『移植から10年～肝移植　私は生きている～』（はる書房、一九九九年）
中津洋平著『死なさない絶対に!!～生体肝移植を選んだドナーと家族の葛藤～』（メディカ出版、二〇〇四年）
若林正著「海外臓器移植に伴うストレス」（『現代のエスプリ４１２』至文堂、二〇〇一年）
萩原正人著『僕は、これほどまで生きたかった。』（扶桑社、二〇〇一年）
後藤正治著『ふたつの生命～心肺移植を待ち望んで～』（岩波書店同時代ライブラリー、一九九七年）

あとがき

今から一〇年ほど前に出版した、トリオ・ジャパン編集『医師との対話――これからの移植医療を考えるために――』の「あとがき」の中に、移植医療を推進していくうえでの課題について触れたくだりがあります。まず、

命の尊さについて、どれほどの国民的な関心と議論を呼べるか――。

この点については、その後の意思表示カードの普及ということもありますが、各種世論調査に見られる「臓器提供の意思」の広まりに大きな希望を見いだしています。今や国民の四割以上の人が、臓器提供の意思を持っているとも言われ、トリオ・ジャパンでは、そうした国民の意思を反映できる法制度の実現（臓器移植法の改正）を求めて活動を行っています。次に、

移植医療の推進を通じて日本の医療を患者本位の、真に患者のための医療に変えていく――。

日本の医療の根本を変えていくことにもなる課題であり、その取り組みは今後も続けていかなければなりません。移植医療にかぎらず、国民の一人ひとりが医療のあり方に関心を持ち、意識を高めていくことで医療は変わるはずです。

私どもトリオ・ジャパンでは、会発足より「今日の命を救う」ことを目標としてまいりました。今後もその方針はなんら変わりません。本書のタイトルにもありますように、「生きたい！」という移植患者の思いに、また「生かしたい！」という患者家族の願いにこたえて、これからも活動していきたいと考えています。

一方で、私たち移植を受けた者には、「ドナーの愛によって生かされている」「ドナーの愛を受け継いだ者として、それを自分の後に続く者に伝えたい」という思いがあるのです。

残念なことに、この本のなかに登場しているトリオ・ジャパンの役員であった安田義守副会長は一九九八年八月に、若林正運営委員は二〇〇五年三月に亡くなられています。そして、青木慎治会長もまた、昨年の暮れ一二月一四日に天に召されました。肝移植後一八年八ヶ月という日本の成人では最長寿、年齢的にも七七歳の最高齢でした。

日本の移植医療の推進に力を尽くしてくださった彼ら三人の姿が目に浮かびます。その生涯は悔いのないものだったのではないかと思います。ドナーの愛によって生かされ、まさに生き抜いた人生ではなかったでしょうか。移植の体験がそうした生き方を可能としたとも考えずにはいられません。

最後になりましたが、さまざまな方々のお力添えをもちまして、本書を出版することができましたことに心から感謝申し上げます。快く引用・転載をご承諾くださいました著作者と出版社にもお礼を申し上げる次第です。ありがとうございました。

二〇〇八年一月

国際移植者組織 トリオ・ジャパン副会長　野村祐之

生きたい！ 生かしたい！

——臓器移植医療の真実——

編 集

国際移植者組織 トリオ・ジャパン

〒170-0002 東京都豊島区巣鴨 3-2-5-102
Tel.(03)3940-3191
FAX(03)3576-4778

http://www.sepia.dti.ne.jp/trio/

2008年3月10日　初版第1刷発行

発行所 株式会社 はる書房
〒101-0051 東京都千代田区神田神保町1－44 駿河台ビル
TEL・03-3293-8549　FAX・03-3293-8558
振替・00110-6-33327
組版／エディマン　印刷・製本／中央精版印刷
カバーデザイン／吉田葉子

ISBN978-4-89984-092-3 C0047